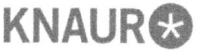

NICOLE STAUDINGER

Läuft schon!

HOW TO RUN
Eine Anleitung von der unsportlichsten Joggerin der Welt

KNAUR

Besuchen Sie uns im Internet:
www.droemer-knaur.de

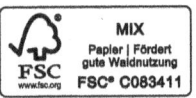

Originalausgabe Februar 2023
© 2023 Knaur Verlag
Ein Imprint der Verlagsgruppe
Droemer Knaur GmbH & Co. KG, München
Alle Rechte vorbehalten. Das Werk darf – auch teilweise – nur mit
Genehmigung des Verlags wiedergegeben werden.
Die Nutzung unserer Werke für Text- und Data-Mining im Sinne
von § 44b UrhG behalten wir uns explizit vor.
Redaktion: Nina Schnackenbeck
Covergestaltung: Buxdesign
Coverabbildung: Fabian Stürtz
Innenteilabbildung: vecktor / shutterstock.com
Satz: Adobe InDesign im Verlag
Druck und Bindung: CPI books GmbH, Leck
ISBN 978-3-426-79095-3

2 4 5 3

Für alle, die lieber lesen als laufen.
Für alle, die lieber laufen als lesen.
Für all die, die sich gern mehr bewegen möchten.
Und für all die, die es nicht mehr können.

Inhalt

Warm-up 11

2012 15
20 Sekunden 16
Warum es so wichtig ist 17
   Die beste Krankenversicherung der Welt 17
   Das günstigste Beautyprogramm der Welt 20
2014 23
Der Einstieg 25
Der kürzeste Laufplan der Welt – Tag 1 27
Der nächste Tag – Tag 2 30
Gewohnheit schaffen 31
Weiter geht's! – Tag 3 34
Keine Lust 35
Nachfragen – Tag 4 37
2015 38
Laufen und Abnehmen 40
Somatische Intelligenz 42
Dein Ernst? 46
2016 48
2017 49
Sommer 2017 50
Herbst 2017 51
2018 52
Was Sie brauchen 53
   Gute Schuhe 55
   Laufhosen 56
   Oberteile 57

- *Laufgürtel* 58
- *Socken* 58
- *Sport-BH* 59
- *Kopfhörer* 59
- *Pulsuhr* 60

Heute so, morgen so 61
1, 2 oder 3 63
2019 67
2020 68
Die Erste von uns 69
2021 72
November 2021 73
Ende Dezember 2021 74
Die Berge besteigen, wenn sie kommen 75
Klick 78
Hä? Wie, jubeln?! 79
Januar 2022 81
Februar 2022 84
Motivation 86
Neues Ziel 91
Lauftagebuch zum Halbmarathon – März 2022 92
Befriedigung 93
Fein gemacht! 96
Lauftagebuch zum Halbmarathon – März 2022 98
Musik ist Trumpf – ist Musik Trumpf? 100
Und täglich grüßt die Routine … 102
- *Wasser trinken* 102
- *Nahrungsergänzungsmittel einnehmen* 103
- *Frisch gemahlenen Kaffee aufkochen* 104
- *Stretchen* 105

Don't judge! 106
Die Macht des Lächelns 107
ICH BIN EINE LÄUFERIN 109
Lauftagebuch zum Halbmarathon – April 2022 112

Die erlaufene Stadt ... 114
Willkommen auf der hellen Seite! ... 116
Geheimtipps ... 117
- *Frühstück* ... 117
- *Trinken* ... 118
- *Kältekammer* ... 119
- *Schlafen* ... 119
- *Mit der Angst* ... 120
- *Kalte Dusche* ... 121
- *Singen und tanzen* ... 121
- *Land und Wasser* ... 122

Lauftagebuch zum Halbmarathon – April 2022 ... 123
Aufrecht den Berg hoch ... 125
Die große Unbekannte – Part 1 ... 127
Die große Unbekannte – Part 2 ... 131
Das richtige Wetter ... 133
Laufen hilft heilen ... 135
Lauftagebuch zum Halbmarathon – April 2022 ... 137
Die Sache mit der Regeneration ... 140
Lauftagebuch zum Halbmarathon – 28. Mai 2022 ... 142
Lauftagebuch zum Halbmarathon – 29. Mai 2022 ... 145
Mach mal Pause ... 147
Machen, nicht lamentieren ... 150
Lauftagebuch zum Halbmarathon – 2. Juni 2022 ... 152
Da kommt etwas in Bewegung ... 154
Selbstwirksamkeit ... 155
5. Juni 2022 – 10 Tage bis zum Halbmarathon ... 156
Wissen, was kommt ... 158
Die Pizza! ... 162
Ich könnte das nicht ... 166
Läuferjargon ... 170
- *VO2max* ... 170
- *Pace* ... 171
- *Lauf-Abc* ... 172

Eine Frage des Stils 174
6. Juni 2022 – 9 Tage bis zum Halbmarathon 176
Was nicht besser wird 179
Was will ich? 182
9. Juni 2022 – 6 Tage bis zum Halbmarathon 186
Und Sie? 187
Das Laufen der anderen 188
Wenn Schlagfertigkeitsqueens laufen … 191
Jungs-Mama 194
10. Juni 2022 – 5 Tage bis zum Halbmarathon 196
Die Sache mit der Zeit 198
Erfolgskreislauf 200
14. Juni 2022 – der Tag davor 205
15. Juni 2022 – der Halbmarathon 207
Der Tag danach 217
Ach so … 219
Runner's High 221
   Das Einlaufen 223
   Langsam! 223
   Die beste Zeit 223
   Der Rhythmus 223
   Wie ich mit mir selbst rede 224
Das erste Mal danach 225
Die Moral von der Geschicht' 227

Weil wir es können … 231

Danke 233
Quellen 235

Warm-up

»Die erste Laufeinheit dauert 20 Sekunden. Dann 30 Sekunden gehen. Dann wieder 20 Sekunden laufen ...«, erklärt uns die Lehrerin der Lauflernschule.
Das Versprechen, auf das sie und der hoch angepriesene Kurs hinauswollen, lautet:

30 Minuten laufen am Stück – in 12 Wochen.

Ich mag solche Versprechungen.
Ich brauche solche Versprechungen.
Sie triggern mich.
Ähnlich wie »Schlank durch Nichtstun in 10 Tagen«, oder »Flacher Bauch ohne Sit-ups in einer Nacht«.
Relativ unerheblich für meine Trigger-Sensoren ist der Wahrheitsgehalt solcher Aussagen. Es zählt das Ziel.
Und da ich den Kurs »Zur Marathonläuferin ohne Schweiß« nirgends finden konnte, entschied ich mich eben für realistisch erscheinende 30 Minuten in 12 Wochen.

»20 Sekunden ... pff ... dafür ziehe ich mir doch die Schuhe nicht an ...«, murmele ich auf dem Sportplatz selbstsicher vor mich hin und starte hoch motiviert in brandneuen, sehr teuren Joggingklamotten in ein neues Leben.
Auf die Plätze. Fertig. Los. Der Marathon ist quasi schon im Sack. Das Ding gehört mir.
Ja, so klingen die Gedanken einer Kurz-Euphorikerin.
Von Selbstzweifeln keine Spur.
Zumindest nicht die ersten sieben Sekunden.

»Sorry«, keuche ich in Sekunde acht, »wie lange geht *(keuch, keuch)* die erste Einheit noch gleich?«
»Zwanzig Sekunden«, ruft mir die Dame, die ich mit jedem Schritt unsympathischer finde, zu.
Ich habe Einsteins Relativitätstheorie nie so richtig verstanden. Bis zu diesem Moment. Zeit ist relativ.
Und als moppelige, sportliche Newcomerin sind 20 Sekunden relativ furchtbar lang.
Mit diesem Start, meine lieben Leserinnen (und vielleicht auch Leser), begrüße ich Sie in meinem neuen Buch.
Ein Buch, welches definitiv in die »Das hätte ich im Leben nicht gedacht«-Schublade gehört!
All meine Stamm-Leserinnen wissen um meine sportliche, oder besser nicht sportliche Vergangenheit.
Dass ich also mal ein Buch über das Laufen schreiben würde, war alles andere als absehbar. Und dennoch halten Sie genau dieses gerade in den Händen!

Das waren also die ersten joggenden Sekunden meines Lebens. So fing alles an.
Ich schwöre Ihnen, ich habe nach diesen ersten 20 Sekunden einen Teil meiner verstorbenen Verwandtschaft gesehen.
Heute laufe ich in der Woche drei- bis sechsmal zwischen fünf und 21 Kilometer. Am Stück. Und das seit mehreren Jahren.

Wie es zu diesem Weltwunder kommen konnte, was es dafür gebraucht hat, was nicht und wie *Sie* vielleicht auch zu Läuferinnen oder Geherinnen werden können, darum soll es in diesem Buch gehen.
Nicht um weniger, aber auch nicht um mehr.
Soll heißen, was Sie in diesem Buch *nicht* finden, sind Anleitungen, wie Sie einen Marathon in unter vier Stunden schaffen. Auch nicht in unter sechs.
Ich würde, Stand heute, die 42 Kilometer mit Ihnen gemütlich

spazieren gehen, hier und da 'nen Kaffee oder einen Wein trinken und nett mit Ihnen plaudern.
Einen »Zur Marathonläuferin ohne Schweiß«-Plan werden Sie hier ebenso wenig finden wie die »Verbessern Sie Ihre Pace ohne Anstrengung«-Anleitung.
Vermutlich gibt es die aber auch gar nicht.
Was Sie hier hoffentlich finden, ist die Lust, anzufangen.
Ins Tun zu kommen.
Mit Ihrem eigenen Plan und vielleicht ein paar Tipps von mir.
Ob es nachher das Joggen ist, was Sie für sich entdecken, oder das Gehen, das sei an dieser Stelle offengelassen.
Wichtig ist nur eines: der erste Schritt.
Und dass Sie danach nicht gleich wieder aufhören.

In diesem Buch berichtet Ihnen die unsportlichste Läuferin über ihren Weg.
Einen Weg, der Sie inspirieren soll.
Wie wir den Kopf und im besten Fall auch den Schweinehund mitnehmen oder daheim lassen können. Wie wir Spaß an etwas bekommen können, in dem wir vielleicht gar nicht gut sind.
Wie wir aufhören, über uns zu schimpfen.
Wie wir lernen, dass das eigene Scheitern sein darf, und wie wir schlussendlich in ein bewegtes, gesundes, glückliches und genutztes Leben kommen.
Ganz wichtig ist mir: Ich will Sie nicht unbedingt zum Joggen bekommen.
Ich würde mich schon freuen, wenn Sie eine Runde um den Block gehen. Sie glauben gar nicht, wie wenig es an körperlicher Ertüchtigung braucht, um positive Effekte zu erzielen.
Legen Sie sich schon mal die bequemen Schuhe raus und starten Sie mit mir auf einen Weg, der garantiert das Ziel ist!

2012

»Das geht so nicht mehr weiter!«, sagte ich zu meinem damaligen Mann, als ich keuchend den Kinderwagen den »Berg« hochschob, »ich muss unbedingt fitter werden!« Darin lag noch mein Kleiner, während mein Großer mit dem Laufrad vorweg flitzte. Ich war 29 Jahre alt, hatte die große Drei schon in Sichtweite, und ich wollte natürlich: abnehmen! Auch fitter werden, aber vor allem abnehmen. Meine körperliche Fitness war, aus heutiger Sicht, auf dem Nullpunkt.
Relativ frisch nach der zweiten Geburt und nach der gerade erhaltenen Schwarzer-Hautkrebs-Diagnose wollte ich so sein, wie ich vor meinem inneren Auge eine 29-Jährige sah: fit, agil und schlank.
Das Thema Sport hatte mein Leben bisher nur gestreift. Dem Schulsport war ich mit einem Fünf-Jahre-Dauer-Attest entkommen, und im Prinzip hatte ich auch sonst noch keine näheren, aktiven Berührungspunkte gehabt. Medialen Berichten zufolge ließen sich jedoch die Themen »Fitness« und »Schlanksein« kaum voneinander trennen. Daher fasste ich einen Plan:

»Ich habe mich in einer Lauflernschule angemeldet!«
»Bitte wo?«, fragte mein Mann.
»Ja, da kannste gucken! Ich fange an zu joggen. Step by Step. Die schreiben hier«, ich zeigte ihm den Flyer ›30 Minuten laufen am Stück – in 12 Wochen‹. »Das schaffe ich doch bestimmt.«
Dass diese Laufschule nur fünf Autofahrminuten von mir entfernt war, nahm ich als Wink des Schicksals.
Dass das erste Treffen gleich am selben Tag stattfand, war für mich als Kurz-Euphorikerin entscheidend.

20 Sekunden

Ja, Sie lesen richtig.
Wir – als die AnfängerInnen – starteten mit 20 Sekunden joggen.
Bevor Sie lachen, weil Ihnen das zu einfach erscheint: Machen Sie es! Wenn Sie noch nie in Ihrem Leben gejoggt sind, machen Sie es!
Ich tat es und war nach 11 Sekunden fertig. Fix und fertig.
Abbrechen wollte ich dieses Höllenprogramm.
»Und Pause für 20 Sekunden. Bitte geht jetzt zügig weiter!«, kam exakt zum richtigen Zeitpunkt.
»Und bitte wieder laufen«, hörte ich definitiv schneller als erwartet – und so startete das langsam aufbauende Intervalltraining.
Ich besuchte diese Laufschule einmal die Woche.
Dazu bekamen wir Hausaufgaben auf, die wir uns zweimal die Woche eigenständig erlaufen sollten.
Es dauerte nur ein paar Einheiten, bis ich spürte, wie gut mir das Laufen tat.
Ich zog es durch und lief meine ersten 30 Minuten am Stück in einem Januar 2014 bei minus 3 Grad und Eisregen. Ich fühlte mich gut, unsterblich und sollte nicht ahnen, dass ich mich zwar fit machte, aber für einen ganz anderen Weg, als ich geplant hatte …

Warum es so wichtig ist

Sie lesen oder hören das sicher nicht zum ersten Mal, richtig? Wie wichtig regelmäßige Bewegung für uns ist. Da ich aber selbst weiß, wie lange es manchmal braucht, um die Entscheidung für ein gesünderes Leben zu treffen, möchte ich an dieser Stelle ein paar Faktoren erwähnen, die die Wissenschaft zum Thema »Gesundheit und Bewegung« festgestellt hat, und im Laufe des Buches natürlich all die Dinge, die ich ganz persönlich für mich herausgefunden habe, was *ich* für Erfahrungen mit dem Laufen gemacht habe. Was alles besser wurde, sich verändert hat, aber auch die Dinge, die nicht tangiert wurden. Wir werden über optische Veränderungen sprechen, aber vor allem über das, was in uns drin in Wallung kommt. Glauben Sie mir, es sind eben nicht nur die Beine, die sich bewegen.

Die beste Krankenversicherung der Welt

Im Prinzip können wir es kurz machen: Regelmäßige Bewegung, und das muss nicht joggen sein, hilft grundsätzlich erst mal gegen vieles. Nicht gegen alles.
Sie beugt Krankheiten wie Bluthochdruck, Herz-Kreislauf-Erkrankungen, Diabetes Typ 2 – der früher noch »Altersdiabetes« genannt wurde und heute schon Kinder betrifft – vor. Aber auch Parkinson, Demenz und, ja, auch Krebs. Sport senkt das Risiko, an gewissen Krebsarten zu erkranken. Er eliminiert das Risiko nicht. Das tut aber auch nichts anderes. An dieser Stelle geht es wieder einmal um die Frage: Was habe ich in der Hand und was nicht? Mir ist dabei besonders wichtig zu betonen, dass man

nicht »schuld« ist, wenn man an Krebs erkrankt, weil man bisher im Leben eben andere Prioritäten als den Sport hatte.

Es gibt nichts, was uns zuverlässig im Leben vor schlimmen Dingen schützt. Weder der Sicherheitsgurt im Auto noch der hundertprozentig präventive Anti-Krebs-Sport. Den gibt es nämlich nicht.

Aber! Was Sie in der Hand haben, ist Ihre Bewegung. Und so wenig ist das dann eben doch nicht.

Hippokrates sagte bereits vor 2000 Jahren: »Wenn wir jedem Individuum das richtige Maß an Nahrung und Bewegung zukommen lassen könnten, hätten wir den sichersten Weg zur Gesundung gefunden.« Wenn Hippokrates nur damals schon gewusst hätte, dass ihm die Wissenschaft im Jahr 2022 immer noch recht gibt ...

Die häufigste Todesursache hierzulande ist nach wie vor der Herzinfarkt. Nach aktuellen Zahlen des Statistischen Bundesamtes sterben in Deutschland 338 000 Menschen an Herz-Kreislauf-Erkrankungen und rund 240 000 an Krebs. Beide Zahlen könnten sich mit regelmäßiger Bewegung verändern.

Durch Sport trainieren Sie Ihr Herz. Das Herz ist ein Muskel, der mit regelmäßigem Training besser und ökonomischer arbeitet, sprich, es pumpt mehr Blut durch den Körper. Alle Organe werden besser mit Sauerstoff und Sie nebenbei noch besser mit Nährstoffen versorgt. Und durch regelmäßiges Training wird das Herz so optimiert, dass es schlicht nicht so viel schlagen muss. Sie schonen und stärken es durch Sport also gleichermaßen, sodass es im besten Fall hintenraus länger für Sie arbeiten kann.

Regelmäßiges Training wirkt sich auch auf Ihren Cholesterinspiegel, insbesondere auf das Verhältnis zwischen LDL-Cholesterin (das ist das schlechte, ich merke mir das immer mit »liederlich«, was so ähnlich klingt wie »widerlich«) und HDL-Cholesterin (das ist das gute).

Damit beugen Sie automatisch Arteriosklerose und dem Risiko auf einen Schlaganfall vor.

Sie stärken Ihre Knochen, Ihr Immunsystem, und für Ihre geistige Gesundheit ist es gleich aus mehrerlei Hinsicht eine großartige Sache. Denn nach nur 20 Minuten lockeren Laufens werden in Ihrem Körper nachweislich die Glückshormone Dopamin, Serotonin und Endorphin ausgeschüttet.
Meine Damen, das ist selbst gemachtes Glück! Und zwar dauerhaft.
Die erhöhte Sauerstoffzunahme wirkt sich außerdem positiv auf Ihr Gehirn aus. Sie können sich besser konzentrieren und beugen sogar Krankheiten wie Demenz und Alzheimer vor.

Es ist eine Sache, wie gut Sie einer Erkrankung vorbeugen, und noch mal eine andere, wie hilfreich Bewegung sein kann, eine ebensolche zu überstehen. Regelmäßige sportliche Betätigung reduziert beispielsweise die Brustkrebsmortalität signifikant. In der Krebstherapie lautet die Devise ohnehin, »Sport ist so wichtig wie ein Medikament«, und bei der Behandlung von Depressionen ist regelmäßige Bewegung schlicht nicht mehr wegzudenken.

Und natürlich sagen Sie jetzt zu Recht: *Na ja, einen Tod muss ich ja irgendwann sterben.* Das ist richtig. Die Frage ist nur, wie und wann wir sterben und:
wie wir das Leben bis dahin genutzt haben!

Wir könnten die Liste mit positiven Aspekten für Ihre Gesundheit durch ausreichend Bewegung noch endlos weiterführen. Aber: Papier ist bekanntlich geduldig.
Mir wäre wichtig, dass Sie es selbst spüren.
Erleben Sie, was passiert, wenn Sie sich regelmäßig an der frischen Luft bewegen.

»Regelmäßig« beinhaltet laut WHO (Weltgesundheitsorganisation): mindestens 150 Minuten moderate Bewegung oder 75 Minuten hohe Intensitätseinheiten in der Woche. Übersetzt heißt das: dreimal die Woche für eine knappe Stunde walken oder zweimal die Woche für etwa 40 Minuten joggen.
Das ist zu schaffen, meine Damen!

Das günstigste Beautyprogramm der Welt

Weil sich die innere Zufriedenheit durch mehr Bewegung im Alltag vielleicht erst ein bisschen später einstellt, starten wir mit dem, was Sie schnell bemerken werden.
Die Medienlandschaft sucht seit Jahren den »Beauty-Code« oder »Das Geheimnis der ewigen Schönheit«. Es gibt unzählige Produkte auf dem Markt, die uns versprechen, für immer faltenfrei zu bleiben: von Cremes über Ampullen bis zu Zusatzprodukten und was weiß ich. Man rät uns zu Diäten. Zum Verzicht. Die einen schwören darauf, die Kohlenhydrate wegzulassen, die nächsten, den Zucker, wieder eine andere schwört auf ketogene oder vegane Ernährung.
All diese Maßnahmen versprechen uns eine strahlende, straffe Haut und die ewige Jugend. Damit man es uns bloß nicht ansehen soll, dass wir älter werden.
Nur zur Sicherheit oder falls wir Frustfalten bekommen, weil wir keine Pasta mehr essen dürfen, gäbe es natürlich auch noch Botox und Hyaluron, das wir uns unter die Haut jagen können.
Können Sie alles machen.
Sie können aber auch einfach regelmäßig laufen gehen.
Das ist weitaus günstiger, relaxter – und vielleicht auch gesünder.

Ich habe nicht die Figur eines Models.
Hatte ich nie, werde ich nie haben.
Darum geht es auch nicht.

Es geht doch darum, mit dem gelieferten Material zurechtzukommen.

Von meinem gelieferten Material musste ich schon einiges hergeben.

Im Tausch gab es dann Narben. Viele davon.

Ist auch okay.

Vielleicht bin ich deswegen dem künstlichen Bearbeiten des übrigen Materials gegenüber so negativ eingestellt. Und aufgrund der Tatsache, dass mein Spritzen- und OP-Bedarf für dieses Leben gedeckt ist.

Mit der Bedeutung des »eigenen Körpergefühls«, von dem man immer liest, konnte ich viele Jahre lang gar nichts anfangen. Wenn ich ein Gefühl am oder im Körper hatte, war das oft mit Schmerzen verbunden. Oder mit Hunger. Also eher mit negativen Gefühlen.

Das ist heute anders. Ich liebe es, meinen Körper auf die Weise zu spüren, die das Joggen zutage fördert.

Wenn ich hier bei mir auf dem Land frühmorgens die gute Luft einatme, dann bekomme ich Gänsehaut vor Glück. Das allein macht mich so happy, dass der Rest oft von allein funktioniert. Und diese Zufriedenheit, ja, ich glaube, *sie* ist der Code, nach dem alle suchen.

Weil die Suche damit auch endet und sich endlich ins Tun verwandelt. Und dieses Tun ist ja längst nicht nur das Laufen. In dem Moment, in dem Sie sich regelmäßig bewegen, verändern Sie automatisch Ihren Lebensstil. Sie werden Ihre somatische Intelligenz wiederentdecken (Kapitel »Somatische Intelligenz«), Sie werden zu gutem Wasser statt zu Softdrinks greifen, Sie werden mehr schlafen, weil Sie müde sind von der vielen Bewegung. Sie werden weniger Geld ausgeben beim Shoppen, weil Sie diese Art von Befriedigung gar nicht mehr brauchen (Kapitel »Befriedigung«), Sie werden mehr, aber gesünder essen. Sie werden entspannter sein, weil Sie die schlechte Laune im Wald (oder sonst wo) lassen.

Sie werden glücklicher, weil Sie gesünder sind, und Sie werden gesünder, weil Sie glücklicher sind.
Mit anderen Worten, ich darf Ihnen schon jetzt gratulieren: Sie werden in einen völlig neuen Kreislauf, in ein völlig neues Leben starten!

2014

Seit knapp zwei Jahren lief ich.
Meist zwei- bis dreimal pro Woche.
Meist fünf Kilometer.
Ein paar wenige Male auch sieben oder acht.
Im gemäßigten Tempo, mit Steigungen, die mir damals vorkamen wie der Mount Everest.
Ich verlor dadurch gute zehn Kilo.
Ich war fit.
Und schön.
Das sah ich damals natürlich nicht.
Sehen wir Frauen ja nie.
Erst wenn wir Fotos anschauen, die zehn oder mehr Jahre alt sind.
Dann denken wir, »Ach, sähe ich doch noch mal so aus!«.
Und wissen Sie, was ich vor allem war: gesund. Dachte ich.
Den schwarzen Hautkrebs hatte ich gedanklich weitestgehend hinter mir gelassen.
Ein paar merkwürdige Panikattacken kamen völlig zusammenhanglos. Einfach so, wenn ich meine Kinder anschaute. Dann legte sich eine unsichtbare Kralle um meinen Hals und drückte zu. Das Laufen half gut. Mir ging es gut.
Ich kündigte meinen Job, ich gründete eine Firma, die Frauen schlagfertig machen sollte, und ich lief.
Bis zu dem Tag, als mir eine Ärztin sagte, ich habe Brustkrebs.
Da lief ich nicht mehr.
Stattdessen weinte ich.
Ich bekam eine Chemotherapie, und das Thema Laufen war ad acta gelegt.

Und genau in diesem Moment, meine Damen, begann ein kleiner Keim seine zarten Wurzeln in mir zu schlagen:
»Ist das Laufen vielleicht gar keine Pflicht? Ist es kein notwendiges Übel, um fit zu sein? Ist es vielleicht vielmehr ein Geschenk? Sollte ich dankbar dafür sein, dass ich laufen kann? Oder besser: konnte?«
Denn auf einmal konnte ich es nicht mehr. Der Puls durfte während der Chemo nicht so sehr in die Höhe getrieben werden.
Also stieg ich aufs Walken um.
Nach der ersten Chemo. Am fünften Tag danach.
Ich fühle es noch heute.
Das war Leben.
Diese frische Luft, dieses Bewegen, dieses Sich-Spüren.
Es ging weder um körperliche Höchstleistung noch ums Abnehmen.
Es ging ums Dürfen und Können.
Ich kann walken!
Mitten in einer Chemo!
Und alles wurde besser: die Übelkeit, der Kreislauf, die Angst.
Und so lief, also, walkte ich während der Chemo nahezu täglich. Die immer gleiche Runde. Meine fünf Kilometer. Bis auf die Tage, an denen das Wundermittel durch meine Adern lief. Und manchmal auch den Tag danach.
Aber dann lief ich wieder.
Und ich lernte: Es gibt nichts, nahezu gar nichts, was von einer Walking-Runde schlimmer wird. Aber es gibt sehr vieles, was dank ihr besser wird.

Der Einstieg

Wenn Sie mich fragen, geht der Einstieg ins Laufen für Menschen wie »uns« über das Walken. Wen meine ich mit Menschen wie »uns«?

Nun, Sie lesen gerade *mein* Buch und keines von einem versierten Marathonläufer, der Ihnen noch den entscheidenden Tipp für den letzten Kilometer gibt. Es geht also nicht ums Optimieren.

Und daher unterstelle ich Ihnen einfach mal, dass Sie eben nicht seit dem 17. Lebensjahr laufen, sondern einen Weg suchen, überhaupt anzufangen.

Und das funktioniert eben, zumindest meiner Erfahrung nach, über regelmäßiges und konsequentes Walken.

Und wenn Ihnen das für den Anfang zu einfach und wenig herausfordernd erscheinen mag, versuchen Sie es bitte erst einmal. Denn eine Stunde strammen Gehens ist vieles, aber garantiert nicht unanstrengend.

Das Großartige am Walken (zum Abgleich: Unter Walken verstehe ich zügiges Gehen) ist, Sie merken ganz, ganz schnell die Fortschritte.

Während Joggen zu Beginn manchmal sehr frustrierend sein kann, weil es wirklich mühsam ist reinzukommen, ist das Walken direkt von Erfolgen gekrönt.

Starten Sie heute.
(Bevor Sie einen Kaltstart hinlegen, lassen Sie sich gern einmal von Ihrem Arzt oder Ihrer Ärztin durchchecken, ob der zukünftigen Läuferkarriere auch nichts im Wege steht!)

Wenn es geht, dreimal die Woche, vielleicht sogar öfter.

Vielleicht kennen Sie auch einen Weg, der kurzfristige Steigungen bereithält.
Was hilfreich wäre. Denn daran lässt sich der Erfolg so schön zuverlässig messen. Dafür benötigen Sie nicht einmal eine Pulsuhr. Achten Sie nur auf Ihre Atmung. Nach spätestens zwei Wochen werden Sie diese Steigungen schon leichter hochkommen, das verspreche ich Ihnen.
Und genau *das* ist Ihr Einstieg.
Und vielleicht ist es für Sie sogar Ihr finaler Weg. Denn, meine Damen, wer sagt denn, dass Sie laufen müssen? Vielleicht wird Walken Ihr Sport.
Meiner war es über all die Zeit, in der ich nicht joggen konnte. Wegen zahlreicher Operationen oder Chemos. Zügig gegangen bin ich immer.
Vielleicht walken auch Sie fünf Jahre lang. Genießen die frische Luft, beobachten Ihre Haut dabei, wie sie zunehmend besser durchblutet, somit rosiger und strahlender wird. Beobachten Ihre Hüfte, die vielleicht ein bisschen schmaler wird.
Und möglicherweise kommt irgendwann der Zeitpunkt, an dem Sie sagen: Das reicht mir nicht mehr. Ich will mehr.
Und für diesen Fall folgt jetzt der kürzeste Laufplan der Welt.

Der kürzeste Laufplan der Welt – Tag 1

Vielleicht warten Sie schon sehnlichst auf das Kapitel, welches es Ihnen ermöglicht, einfach loszulaufen.
Hier ist es, meine Damen.
Was Sie brauchen: Turnschuhe.
Und sonst?
NIX!
Für den Anfang nichts weiter.
Für den Anfang brauchen Sie, wenn Sie mich fragen, auch noch keine ausgeklügelten Laufschuhe, weil Sie an dieser Stelle sonst sagen könnten:
»Ah, guck, die habe ich noch nicht. Muss ich erst mal shoppen gehen.«
Und damit hätten Sie die Ausrede überhaupt parat, um heute eben doch noch nicht anzufangen.
Da Sneaker in den letzten Jahren das absolute Must-have in jedem Kleiderschrank sind, weiß ich einfach, dass Sie davon mindestens ein Paar haben. Die können Sie für heute, morgen und den Rest der Woche beruhigt nehmen. Und wenn Sie zu Beginn schon regelmäßig gewalkt sind, können Sie auch dieselben Turnschuhe weiterverwenden.
Dazu suchen Sie sich etwas Bequemes zum Anziehen. Auch davon haben Sie genug im Schrank. Ich gehe sogar so weit, zu behaupten, dass Sie bereits eine Auswahl an stylischen Sportsachen zu Hause haben. Ich vermute, die letzten davon haben Sie im Januar bei Tchibo oder Aldi gekauft, passend zu den Neujahrsvorsätzen im Kopf. Tchibo, Aldi und Co. kennen uns gut. Deswegen verkaufen sie Sportklamotten am Anfang des Jahres wie

geschnitten Brot. Nehmen Sie also die Sportklamotten von Ihrem letzten Shoppingbesuch.
Ob die aus diesem oder letztem oder gar vorletztem Jahr sind, ist doch wurscht. Die werden nicht schlecht.
Und damit haben Sie erst mal alles, was Sie brauchen, um loszulegen.
Und jetzt raus mit Ihnen.
Suchen Sie sich eine schöne Strecke in Ihrer Umgebung.
Sie können auch direkt vor der Haustür anfangen, denn Sie werden zu Beginn keine Stunde laufen.
Auch keine halbe.
Nehmen Sie sich etwa 20 Minuten Zeit.
Die haben Sie.
Erzählen Sie mir nichts anderes.
Und dann laufen Sie langsam los.
Noch langsamer.
Sie können die Zeit stoppen, müssen es aber nicht.
Fühlen Sie.
»Und *wie* ich fühle!«, rufen Sie jetzt. »Ich fühle, dass ich keine Luft mehr habe!«
Doch, die haben Sie.
Wenn Sie zu Beginn 30 Sekunden schaffen, ist das mega.
Dann gehen Sie eine Minute.
Dann laufen Sie wieder 30 Sekunden.
Und das machen Sie 20 Minuten in der Wiederholung.

Ich warte so lange.

Und? Wie war's?

»Furchtbaaaar! Ich bin soooo unfit!«
Oder
»Eigentlich ganz gut fürs erste Mal!«

Wie auch immer es Ihnen jetzt geht, der erste Schritt ist getan. Punkt.
Und diese ersten Laufschritte, die nimmt Ihnen schon mal keiner mehr.

Einen ausführlicheren Plan, liebe Ladys, bekommen Sie von mir nicht.
Weil: Ich denke, Sie brauchen nicht mehr, und wenn doch, dann gibt es dafür bessere Experten und Expertinnen als mich, die ganz tolle Laufpläne online zur Verfügung stellen. Aber alle starten mit dem ersten Schritt.
Was Sie dann brauchen, ist die richtige Einstellung.
Und da komme ich ins Spiel.
Ich arbeite mit Ihnen an Ihrem Kopf, Ihrer Haltung zum Laufen.

Der Laufplan in der Übersicht:
langsam anfangen, langsam laufen, langsam steigern

Der nächste Tag –
Tag 2

Sprachen wir schon darüber, wie schnell sich Muskelkater bildet? Sehen Sie ihn als Beweis dafür, dass Sie den ersten Schritt getan haben.

Wie geht's weiter?
Ich würde Ihnen empfehlen, heute nicht zu laufen. Ich würde einen Tag Pause einlegen. Walken Sie vielleicht ein bisschen. Morgen geht's weiter.
Vergessen Sie nicht, zu feiern: Sie sind auf dem Weg, eine Läuferin zu werden!

Gewohnheit schaffen

Sie haben es bestimmt schon mehr als einmal gelesen: Laufen muss zur Gewohnheit werden wie Zähneputzen. Sodass Sie nicht mehr darüber nachdenken müssen, sondern es einfach machen.

Die gute Nachricht vorweg: Das funktioniert wirklich! Auch das verspreche ich Ihnen. Und wenn es so weit ist, meine Damen, wird es sich soooo wundervoll anfühlen.

Die schlechte Nachricht: Es dauert lange.

Man findet unterschiedliche wissenschaftliche Angaben, wie lange es braucht, bis wir eine Gewohnheit manifestiert haben. Ich gebe Ihnen einmal die beste Zahl wieder, die ich gefunden habe: Sie können Ihrem Geist und Körper nach nur 60 Tagen eine gute Gewohnheit antrainiert haben.

Ich erzähle Ihnen meine persönliche Erfahrung dazu.
Dass sich das Laufen nach einer Gewohnheit anfühlte, ging für mein Empfinden relativ schnell, aber es dauerte weit länger als 60 Tage. *Frechheit! Da macht man über 30 Jahre lang nichts, und dann braucht der Körper sooo lange?!*
Es gab ein paar Fallen, in die ich getappt bin.
Ziele setzen.
Ich weiß, es steht überall.
Überall steht: Setzen Sie sich Ziele. Kleine und realistische.
So fing auch ich vor vielen Jahren an.

30 Minuten am Stück in 12 Wochen.
Ich habe das geschafft.
Aber fragen Sie mich mal, wie es ganz kurz danach aussah.
Ich bin vom Typ her so: Wenn ich über die Ziellinie gelaufen bin, stoppe ich sofort. Und dann bin ich die nächsten sechs Wochen mit Belohnen beschäftigt. Ich belohne mich ausgiebig für das Erreichen von Zielen.
Bevor Sie jetzt »Ist doch toll!« rufen, na ja … Ich belohnte mich damals ja nicht mit neuen Laufschuhen oder Ähnlichem, sondern natürlich mit: Essen.
Das war die größte Falle, in die ich getappt bin und die mich wirklich sehr lange begleitet hat.
Dadurch, dass ich das Laufen zum Abnehmen, ich möchte fast schon sagen *zweckentfremdete,* fand meine Belohnung über die Geschmacksnerven statt. Und aus diesem Kreis rauszukommen, das war schwerer als das Laufen an sich.
Wie ich heute mit dem Thema Motivation umgehe, schauen wir uns später an.
Zum damaligen Zeitpunkt war das wohl meine größte Falle.
Es galt also, die neue Gewohnheit Laufen von der Belohnung zu lösen.
Oder besser noch: das Joggen zur Belohnung werden zu lassen.

Was mir half, war ein **neuer Tagesablauf.** Der inkludierte immer, aber wirklich immer Sport. Das musste nicht immer Laufen sein, das war auch mal Krafttraining, Trampolinspringen oder Walken.
Warum? Weil ich so jeden Tag gezwungen war, meine Sportsachen anzuziehen. Die wiederum legte ich mir abends schon ans Bett.
Ab da (und bis heute) war meine erste Amtshandlung am Morgen: Sportsachen an!
Hatte ich Termine, die einen frühen Aufbruch bedeuteten, ging der Wecker dementsprechend früher, ansonsten startete ich, so-

bald die Kinder auf dem Weg in die Schule waren. Meist plante ich eine gute Stunde ein, sodass ich frisch geduscht spätestens um kurz vor neun am Rechner saß.

Um 7 Uhr 10 beginnt mein Tag bis heute, auch wenn ich im Hotel bin, immer mit Sport. Mittlerweile habe ich Schwierigkeiten, ohne dieses Ritual in den Tag zu kommen. So als ob mir einer meinen Kaffee wegnehmen würde.

Was könnte für Sie eine gute Gewohnheit sein, um sich in das Thema »Mehr Bewegung« einzufinden?

Weiter geht's! – Tag 3

Guten Morgen, liebe Läuferinnen!

Heute ist es wieder so weit.
Schauen Sie doch mal, ob Sie heute schon ein paar Sekunden länger pro Einheit schaffen. Besser gesagt, Sie schaffen das ganz sicher, die Frage ist, ob Sie Ihren Kopf dazu bekommen, denn Ihre Beine können das. Die wurden dafür erschaffen.
Bleiben Sie ruhig bei den 20 Minuten als Trainingsdauer und laufen und gehen Sie im Wechsel.
Wenn Sie das Uhrenpiepsen von der Stoppuhr nervös macht, legen Sie sie weg. Die brauchen Sie nicht. Sie können das alles fühlen.
Und schauen Sie sich doch heute mal an, wo Sie da eigentlich langlaufen.
Welche Blumen am Wegesrand wachsen …

Keine Lust

Muss man eigentlich immer Spaß am Laufen haben? Oder Lust darauf?
Ich kann die Frage natürlich nicht für Sie beantworten, aber ich kann Ihnen meine Erfahrungen dazu verraten: Wenn ich nur dann laufen ginge, wenn ich wirklich, wirklich Lust darauf hätte, dann würde es dieses Buch nicht geben.
Und wenn ich jedes Mal aufgehört hätte, wenn ich geglaubt habe, dass meine Beine gar nicht mehr zu mir gehörten, dass sie feindlich vom Muskelkater übernommen worden waren, dann vermutlich genauso wenig.
Das Schöne ist: Es braucht weder Lust noch Freude. Es gibt also keine Hürde, die wir überwinden müssen, damit wir loslaufen können.
Es ist so schwierig wie simpel: Sie müssten es einfach nur machen!
Warten Sie nicht darauf, dass Sie Lust bekommen.
Laufen Sie auch ohne Lust.
Sie gehen ja schließlich auch ohne Lust. Sie denken nicht vor jedem Schritt im Alltag darüber nach, ob Sie darauf jetzt wirklich Lust zu haben.
Die Lust kommt oft *nach* dem Machen.
An vielen Tagen spüre ich aber auch schon während des Laufens, wie gut es mir tut, an einigen früher, an anderen später, und an wieder anderen spüre ich nur den Muskelkater.
Aber, und das ist ja das wirklich Schöne: Sie haben in jedem Fall den Lauf, die Kilometer, die geschwitzten Poren trotz allem immer auf der Habenseite. Das nimmt Ihnen keiner mehr.

Und dabei spielt es keine Rolle, ob Sie schneller als gestern waren, ob Sie das Ergebnis Ihrer Apple Watch übertrumpft haben oder nicht. Sie sind schneller, als wenn Sie auf der Couch liegen. Und auf nichts anderes kommt es an.

Nachfragen – Tag 4

Na, meine Damen, wie läuft es?
Haha, was für ein Wortspiel!
Spüren Sie schon die ersten Veränderungen?
Sehen Sie schon frischer aus?
Schlafen Sie besser?
Wenn es Ihnen nichts ausmacht, schreiben Sie mir doch gern, wie es Ihnen geht, wenn Sie dieses Buch tatsächlich als Anlass genommen haben, um zu starten, an: hallo@nicolestaudinger.de

Übrigens, glauben Sie bitte nicht, dass, nur weil ich irgendwann nicht mehr nachfragen kann, das Thema für Sie beendet ist. Wir arbeiten nicht an einem 30-Tage-Plan. Ich möchte Sie in ein durchgängiges, bewegtes Leben begleiten. Eines, in dem Laufen oder Gehen ein fester Bestandteil ist.

2015

Die Chemo ist vorbei.
Die beidseitige, hautsparende Mastektomie habe ich geschafft.
Die Bestrahlung liegt ebenso hinter mir, und die Eierstöcke sind weg.
Meine Figur wohl auch.
Weit über 15 Kilogramm habe ich während der Behandlung zugelegt.
Trotz des täglichen Walkens.
Viel ist vom Kortison, mehr ist vom Essen.
Essen lenkt auch ab.
Von der Angst, die Kinder nicht aufwachsen zu sehen.
Der Angst, dass dieser ganze Weg umsonst war und der Krebs doch wiederkommt.
Ich bin Gen-Trägerin.
Ich gebe mich der Angst hin. Besser: Sie rafft mich dahin. Und Essen tröstet. Und fragt dabei nicht. Selbst wenn es fragt, ich höre nichts, weil die Kaugeräusche so laut sind.
Walken gehe ich noch, jeden Tag.
Wer weiß, wie viel Gewicht es ohne das Walken wäre.
Die Figur spielt jetzt keine Rolle mehr.
Ich bin eh keine Frau mehr.
Seht mich doch an.
Verbeulter Hintern, jetzt auch verkrüppelte Brüste.
Das Silikon hat sich verkapselt.
Fünfmal.
Es wird korrigiert.
Fünfmal.
Man rät mir zur Eigengewebstransplantation.

Diese OP wirft mich wochenlang zurück.
Ich will aber wieder auf die Bahn.
Ich habe ein Buch geschrieben, da möchte ich auf Lesetour.
Ein Buch. Von mir.
Und joggen will ich auch wieder.
Ich will zumindest versuchen, das überschüssige Gewicht zu verlieren.

Ich erinnere mich an meine Anfänge.
Das Intervalltraining.
Ich starte es wieder allein.
Es klappt. Aber es fällt mir schwer.
Ich werde dreiunddreißig und fühle mich wie siebzig. Ich sehe auch so aus.
Die Gefühle Dankbarkeit, Enttäuschung und Angst geben sich regelmäßig die Klinke in die Hand.
Dankbarkeit, dass ich noch hier sein darf. Dass die Chemo so gut angeschlagen hat. Dass alle Narben verheilt sind. Dass sich Menschen diesen Themen überhaupt widmen und andere heilen.
Enttäuschung vom Leben: Musste das sein? Muss man mit zweiunddreißig todkrank werden? Hat man als Mama nicht das Recht, gesund zu bleiben? Mit Haaren und ohne Kotzen?
Und Angst. Angst vorm Tod.

Das Laufen ist mir zu anstrengend.
Ich kehre zurück zum Walken.
Und zu den Gummibärchen.

Laufen und Abnehmen

Es wäre mir nie in den Sinn gekommen, es »freiwillig« zu tun. Also, die Sache mit dem Sport. Sport war für mich immer das notwenige Übel für die Gewichtsreduktion. Nie für das Wohlbefinden. Fürs Wohlbefinden geht man doch auf die Couch, oder? Wie lange es gebraucht hat, diese Einstellung abzulegen ... Was verrückt ist, weil ich ja schnell merkte, wie gut mir die Bewegung tat. Aber viele Jahre hat dieser Grund allein nicht ausgereicht, um mich zu motivieren.
Noch vor vier Jahren schrieb ich in meinem Buch *Ich nehm' schon zu, wenn andere essen* sinngemäß, dass es mein größter Wunsch sei, ein natürliches Verhältnis zum Essen zu haben. Ich wollte essen, wenn ich hungrig bin, und aufhören, wenn ich satt bin.
Dieser Wunsch, meine Damen, ist gar kein Wunsch, es ist ein Schlüssel, etwas, was wir ganz allein herbeiführen können. Es ist keine göttliche Fügung. Es ist unsere eigene Entscheidung für einen Prozess.
Der kann langwierig sein, und der muss auch nicht jeden Tag perfekt laufen, aber letztlich sind wir es, die ihn ins Rollen bringen!
Und das Laufen hilft dabei.
Aber: Laufen allein reicht nicht. Denn um *ein* Kilogramm Körpergewicht abzunehmen, müssen Sie *7000* Kilokalorien einsparen. Das ist mit Laufen allein nicht zu schaffen.
Der Schlüssel zu weniger Gewicht liegt nach wie vor im Essen.
Jedoch:
Laufen führt in Bezug auf Ernährung zu einer Win-win-Situation. Laufen bringt Sie zur gesunden Ernährung, und gesunde Ernährung bringt Sie zur Lust aufs Laufen.

Und die gute Nachricht ist: Dieser Prozess kommt schnell in Gang! Das Einzige, was Sie tun müssen, ist für den Anfang: laufen! Oder walken. Letzteres hilft, nach meiner Erfahrung, noch besser dabei, Gewicht zu verlieren. Ihr Puls ist beim Walken nämlich im idealen Bereich, um Energie zu verbrennen. Hinzu kommt, dass das Walken auch viel schonender für die Gelenke ist, wenn wir ein paar Kilos mehr auf den Hüften haben. Ich trage übrigens bis heute Konfektionsgröße 40/42 und bin damit der beste lebende Beweis, dass ein paar Pfunde mehr dem erfolgreichen Laufen nicht im Wege stehen.

Und dann kann ich Ihnen noch mit auf den Weg geben: Überschätzen Sie nicht die weggelaufenen Kalorien! Ich sage es nur ungern, aber Sie haben nach 30 Minuten keine 1000 Kilokalorien verlaufen. Dafür müssten Sie schon eine gute Stunde unterwegs sein. Die Realität sieht so aus, dass Sie nach 30 Minuten eher einen Muffin erlaufen haben. Einen kleinen. Sehr kleinen. Aaaaaber: Brauchen wir den Muffin denn überhaupt zum Glücklichsein?

Somatische Intelligenz

Abseits der verbrannten Kalorien erlaufen Sie sich etwas zurück, was auf Dauer viel wichtiger ist: Ihre somatische Intelligenz. Denn mithilfe dieser wollen Sie in Zukunft gar keinen Muffin mehr. Ich erkläre Ihnen gleich, warum.

»Somatisch« bedeutet übersetzt, »auf den Körper bezogen«. Und in unserem Kontext bedeutet es, dass Sie zuhören, was Ihr Körper braucht. Dass Sie sich automatisch, instinktiv richtig verhalten. Was hilfreich ist. Denn Sie treffen jeden Tag ungefähr 200 ernährungsrelevante Entscheidungen. Das sind Entscheidungen über das, was Sie trinken, was Sie einkaufen oder mal eben zwischendurch snacken. Der allergrößte Anteil dieser Entscheidungen findet unbewusst statt, besser: Er *muss* unbewusst stattfinden. Denn sonst hätten Sie für nichts anderes mehr Zeit.

Es sollte also doch unbedingt unser Ziel sein, dass wir diese unbewussten Entscheidungen richtig treffen. Nicht, weil es ein Guru oder ein Frauenmagazin sagt, sondern weil *Sie* das wollen. Weil Sie in sich den richtigen Ernährungskompass verankern wollen. Weil es zu Ihrer gesunden Gewohnheit werden soll, zu der Sie sich nicht mehr zwingen und jeden Tag neu aufraffen müssen.

Somatisch intelligent sind wir übrigens schon mit unserer Geburt, denn wir alle haben die somatische Intelligenz in die Wiege gelegt bekommen. Wir nutzen sie jedoch ganz unterschiedlich beziehungsweise verlernen sie auch ein Stück weit. Für Kinder ist es in der Regel noch ein natürlicher Instinkt, »Ich bin satt!« zu fühlen und zu rufen, während wir Erwachsenen dann mit »Ach komm, ein bisschen schaffst du noch« diesem eigentlich wünschenswerten, weil der somatischen Intelligenz entsprechenden Mechanismus entgegenwirken.

Dank des Laufens werden Sie wieder somatisch intelligenter. Es hilft, so zumindest meine Erfahrung, dabei, diese gute somatische Intelligenz in Ihre DNA zu kloppen. Vertrauen Sie mir. Ich habe lange und viel gekloppt, aber jetzt ist sie drin.

Und ich sage Ihnen: Sie *wollen* nach dem Laufen gar keinen Muffin mehr essen! Und auch nichts anderes an Fast Food oder ungesunden Fertiggerichten. Ich zumindest habe noch nie einen Jogger erlebt, der nach dem Laufen gesagt hat: »Mmh, jetzt 'ne ordentliche Portion Pommes!«
Sie essen automatisch gesünder.
Und das macht Sie automatisch fitter.
Das Fitsein werden Sie dann so lieben, dass aus dem »Ich muss laufen« ein »MEGA, ich DARF/KANN laufen!« wird.
Mithilfe der somatischen Intelligenz ändern Sie also Ihr Verhalten hin zu einem gesünderen Lebensstil. Sie nehmen Abstand von zuckerhaltigen Getränken und entdecken das Glück im frischen Trinkwasser. Sie werden automatisch zu bunten, gesunden und unverarbeiteten Lebensmitteln greifen – und natürlich noch Schokolade essen. Aber bewusst und vielleicht auch qualitativ hochwertigere. Und neuesten Forschungen zufolge sind es genau diese Entscheidungen, die uns an Gewicht verlieren lassen. Es gibt recht neue Studien, die einen eher ernüchternden Blick auf die verbrauchte Kalorienzahl beim Sport und den lang propagierten »Stoffwechsel-Booster« wagen.
Wenn wir also beim Laufen abnehmen, ist das eher unseren gesunden Entscheidungen in Bezug auf unsere Ernährung zu verdanken. Das Laufen bleibt dabei aber unser Ursprungsimpuls, der uns überhaupt erst dahin bringt, so somatisch intelligent zu handeln. Solange die Wissenschaft also noch klärt, verwirft und neu untersucht, würde ich sagen: Laufen Sie einfach! Der Rest passiert dann von ganz allein.

Da ich vermute, dass wir, also Sie und ich, uns noch in einem Bereich bewegen, in dem wir uns noch nicht über Hochleistungssporternährung austauschen müssen (sollten Sie diese Etappe bereits erreicht haben, verweise ich Sie an dieser Stelle gern an Profis), sage ich: Essen Sie gern einfach gesund. Sie müssen als Läuferin auch keine Diätprodukte mehr kaufen (das müssen Sie sowieso nie). Genießen Sie alles, was Sie essen, so ursprünglich wie möglich, riechen und schmecken Sie mit allen Sinnen! Die werden dadurch so richtig aktiv, und plötzlich wird sich Ihre Nase vielleicht bei künstlichen Aromastoffen rümpfen und nach dem echten, frischen Duft verlangen. Sie werden immer noch essen, worauf Sie Appetit haben, aber ohne schlechtes Gewissen und dafür mit doppeltem Genuss. Und Sie werden aufhören, wenn Sie satt sind, weil Sie Essen nicht mehr als Platzhalter brauchen.
Ihre Befriedigung ist jetzt das Laufen.

Meine Essensvorlieben sind im Prinzip alles, was keine Inhaltsangabe braucht und selbsterklärend ist. Sprich alles an Obst und Gemüse, Kartoffeln, Reis, Fisch und Fleisch. Dazu kommen für mich noch gern Joghurt und Quark, aber alles in Vollfett, nichts künstlich Runtergerechnetes. Gute Öle und jede Menge Wasser. Dazwischen gern dunkle Schokolade und Eis! (Ich gestehe: Ich laufe für Eis und Schokofrüchte.)

Mein langfristiger Tipp für Sie

Lösen Sie sich gedanklich davon, dass Sie nur laufen, um abzunehmen.
Natürlich motiviert es zu Beginn, wenn Sie ein paar Pfunde leichter werden. Und nicht nur das: Mit jedem Gramm weniger läuft es sich ja auch leichter.

Freuen Sie sich darüber! Aber machen Sie Ihre Bewegungsintensität bitte nicht mehr davon abhängig, denn sonst steht Ihr Vorhaben auf einem wackeligen Fundament.
Laufen Sie aus Gründen, die sich nicht auf der Waage zeigen. Denn wenn die Waage einmal nicht das anzeigt, womit Sie gerechnet haben, sagen Sie vielleicht zu leichtfertig und frustriert, »Bringt ja eh alles nix«. Doch! Auf allen anderen Ebenen, die wir schon besprochen haben. Tun Sie es für sich, nicht für eine Zahl!

Dein Ernst?

Wenn Sie mit dem Lauftraining angefangen haben, dann werden Sie mitbekommen, wie Ihr Körper mit Ihnen spricht.

Und ich sage Ihnen schon jetzt: Der wird irritiert sein.
Sie werden die Irritation zunächst als Muskelkater wahrnehmen.
Der wird zu Beginn Ihr neuer ständiger Begleiter sein.
Betrachten Sie ihn als Beweis dafür, dass Sie jetzt sportlich aktiv sind.

Dann werden Sie ein Fitnesslevel nach dem anderen erreichen, immer weiter.
Die einen erreicht man schneller, andere lassen länger auf sich warten.
Und Sie werden Ihren Körper ständig fragen hören: »Dein Ernst jetzt?«
Und Sie werden aus voller Kehle »JAAA!« zurückrufen.
Denn es ist Ihr Ernst, Sie sind keine kurzeuphorische Newcomerin, Sie werden Ihr neues Hobby jetzt den Rest Ihres Lebens beibehalten. Besser, Ihr Körper gewöhnt sich daran.

Sie werden auf gewissen Plateaus auch mal länger pausieren und vielleicht denken: »Warum wird das nicht besser? Warum werde ich nicht schneller? Warum bin ich an dieser Stelle noch so außer Atem?« Aber genießen Sie die Aussicht auf diesen Hochebenen. Weil Ihr Körper auch Zeit braucht, sich an das neue Leben zu gewöhnen.
Ich weiß ja nicht, wie lange Sie sportlich eher die Passive gespielt haben. Bei mir waren es über 30 Jahre. Ich finde, da hat der Kör-

per doch alles Recht der Welt, kurz verunsichert zu sein und zwischendurch ungläubig »Dein Ernst?« zu fragen.

Es dauert eine Zeit, bis die Kommunikation mit dem Körper aufgebaut ist.
Zu Beginn fiel mir die Unterscheidung schwer: Bin ich wirklich körperlich erschöpft oder ist das nur akute Unlust?
Bis es so weit ist, dass Sie Ihren Körper gänzlich verstehen und einzuschätzen wissen (Kapitel »Motivation«), kann es helfen, sich an einem Trainingsplan zu orientieren, den ich normalerweise nicht propagiere. Gute Pläne steigern sich übrigens nur langsam, maximal zehn Prozent in der Woche, und sind eine hilfreiche Stütze zwischen dem, was Sie fühlen, und dem, was möglich wäre.

2016

Das Gewicht ist auf dem Höchststand.
An Laufen ist nicht zu denken.
Dafür habe ich Buch Nummer zwei geschrieben.
Man kann nicht alles können.
Außerdem war ich schwer krank. Ich arme Maus!

2017

Ich entscheide mich zum DIEP Flap. Heißt übersetzt: Das Bauchfett wird in die Brüste transplantiert.
Die Schmerzen der Kapselfibrose sind nicht mehr aushaltbar.
Und ich will mich nicht dreimal im Jahr operieren lassen müssen. Mein Leben lang.
Wenn ich mein Manuskript für Buch Nummer 3 abgegeben habe, geht's los.

Sommer 2017

Die OP ist super verlaufen.
Jetzt sechs Wochen lang komplett schonen.
Kein Sport. Nur langsame Spaziergänge. An Joggen ist nicht zu denken.
Drei Jahre ohne Joggen.
Also, streng genommen 32 Jahre ohne Joggen. Nur dazwischen mal kurz einen Abstecher in die Läuferinnenwelt gemacht.

Herbst 2017

Ich starte wieder mit dem Walken.
Mein Bauch ist jetzt in meinen Brüsten. Den Hintern hat man leider vergessen umzusiedeln.
Gewicht nach wie vor auf dem Höchststand.
Ich googele »Übergewicht und Rezidivrisiko«, um zu schauen, ob die Ärztin recht hat.
Hat sie.
Widme mich dem Thema Abnehmen neu.
Klappt. Zehn Kilogramm weg.

2018

Starte, ein Buch zu schreiben über Diät-Erfahrungen.
Schlage dem Verlag »Ich schreibe noch schnell ein Buch übers Abnehmen, bevor ich wieder dick bin« vor. Ich finde mich witzig. Bin wohl die Einzige.
Durch blöde Selbstreflexion kommt die Erkenntnis, dass, wenn Hunger nicht das Problem ist, Essen auch nicht die Lösung ist.
25 Kilo weg.
Ein halbes Jahr nach dem DIEP Flap starte ich wieder mit dem Joggen.
Mein Körper jubelt. Ich kann es hören. Der Jubel tarnt sich gut im Muskelkater.
Der Weg zurück ist ein harter. Aber er gelingt. Verliere weitere fünf Kilo und jogge jetzt wieder 30 Minuten am Stück. Allerdings in der Eifel mit *richtigen* Steigungen.
Die lasse ich aus. Bergauf? Ich bin ja nicht irre! Bergab klappt super.
Ich bin eine Wellnessläuferin. Egal, Hauptsache, ich laufe!
Dazu viel Krafttraining. Die Muskeln als natürliches Abwehrsystem für den Körper.
All die Erfahrungen der letzten Jahre haben den Hebel umgelegt. Ich laufe!

Was Sie brauchen

Ich gehe gern shoppen.
Vorzugsweise in echt, nicht online.
Ich werde auch gern »Kann ich Ihnen helfen?« gefragt, und ich mag es, wenn mir eine fähige Verkäuferin ein weiteres Teil, das ich nicht brauche, mit »Schauen Sie mal, das könnte ich mir gut an Ihnen vorstellen!« zeigt.
Ich liebe den Satz, »Ach, lassen Sie das liegen, ich hänge das nachher auf«, und ich liiiiebe es, wenn Dinge in Seidenpapier eingewickelt sind. Ich probiere auch neue Geräte gern schon in Geschäften aus, denn dann bin nicht ich diejenige, die an den Hochsicherheitsverpackungen scheitert.
Ich mag auch schöne Tüten und Kordeln jeglicher Art. Vermutlich bin ich ein Verpackungsopfer. Und wenn dann noch alles mit dem guten Zweck zusammenfällt, sprich SPORT, bin ich nahezu machtlos.
Es gibt demnach eigentlich nichts aus dem Sportsektor, was ich nicht habe.
Ich habe Kurzhanteln in allen erdenklichen Gewichten. Ich habe auch Handschuhe für die Kurzhanteln, weil ich dachte, ich muss die haben. Die Verpackung war so hübsch. Abgesehen davon, dass ich sie nicht brauche, weiß ich so spontan gerade gar nicht, wo die eigentlich sind. Vermutlich liegen sie bei diesem Mörder-Bauchtrainer und lachen mich mit ihm zusammen schäbig aus. Sie wissen, welchen ich meine, der, der so ein kleines Rad in der Mitte hat, mit Haltegriffen an der Seite und mit dem man sich dann vor- und zurückrollen soll. Kann ich nicht. So gar nicht. Ich habe – oder hatte – ihn aber trotzdem.
Ich besitze Therabänder in den schönsten Pastelltönen der Welt.

Wenn Sie möchten, können Sie mir die abkaufen, die sind noch originalverpackt.
Ich besitze eine Kettlebell. Klingt mega, oder? Das ist so ein Gewicht, das man mit beiden Händen am Griff vor- und zurückschwingen soll. Die gab es bestimmt zu den Therabändern dazu, anders kann ich mir ihre Anwesenheit in meinen vier Wänden nicht erklären. Ich habe Laufjacken mit so vielen Funktionen, dass ich mit ihnen vermutlich auch den Himalaja besteigen könnte. Im Dunkeln. Denn dank meiner originalverpackten Stirnlampe habe ich es – in der Theorie zumindest – immer hell! Ich habe einen Pilatesring, eine Handpresse (WTF?) und 14 Yogamatten. Und außerdem bin ich stolze Inhaberin von allen, ich wiederhole, allen Sportgeräten, die Tchibo zwischen 1999 und 2022 im Angebot hatte.

All diese Dinge, meine Damen, mit Ausnahme der Kurzhanteln, benutze ich *nicht*. Nie. Auch nicht selten. Und jeder Sperrmüll wäre die Chance, mich von diesem unnötigen Ballast zu trennen. Kann ich aber nicht. Sie verstehen das.

Und jetzt kommen wir zu den wenigen, sehr wenigen Dingen, die ich abseits des Laufsports wirklich benutze: mein Fitnesstrampolin, meinen Hula-Hoop und eben die Kurzhanteln.
Und damit Ihnen nicht Selbiges passiert, also dass Sie erst mal viel Geld ausgeben, bevor Sie überhaupt begonnen haben mit mehr Bewegung in Ihrem Alltag, verrate ich Ihnen, wie wenig es aus meiner Sicht braucht:
gute Schuhe, eine nicht rutschende, straffe Hose, zwei Oberteile, eine Jacke, für Sie bestimmt einen guten Sport-BH (darauf kann ich aus bekannten Gründen weitgehend verzichten), gute Sportsocken, vielleicht einen kleinen Laufgürtel und für längere Strecken einen Wassergürtel (den benutze ich erst ab Stunde 1:15 und im Sommer etwas früher).

Gute Schuhe

Gute Schuhe sind, aus meiner Sicht, das Einzige, bei dem es wirklich um Qualität geht. Also wirklich wirklich.

Ich las einmal in einer Fachzeitschrift, dass man so viele Schuhe brauche, wie Lauftage in der Woche seien. Da sich besagtes Magazin jedoch von Anzeigen aus dem Laufschuhsektor ernährt, ziehe ich ein paar davon ab. Die Tatsache, dass sich *ein* Paar Laufschuhe sehr schnell abläuft und die Füße zu einseitig belastet, empfinde ich aber als nachvollziehbar.

Ich habe drei Paar Laufschuhe, in denen ich abwechselnd laufe, jedes kostete zwischen 120 und 180 Euro.

Ich persönlich kaufe die Schuhe im Lauffachgeschäft mit guter Beratung. Mir ist die Optik egal, sodass ich auch gern das Vorgängermodell mit ein bisschen Rabatt nehme. In einem solchen Geschäft bekommen Sie einfach die beste Beratung. Man guckt sich Ihren Laufstil an, wie viel Dämpfung Sie benötigen, und berücksichtigt dabei auch, ob Sie auf Waldboden oder Asphalt laufen.

Achten Sie darauf, dass die Schuhe groß genug sind. Da habe ich schon zweimal danebengelangt, weil ich die Schuhe morgens gekauft habe. Besser geeignet ist dazu der Mittag, weil die Füße da schon ein bisschen »geschwollen« sind. Trage ich normale Schuhe in einer knappen 40, ist es im Laufschuh eine 42. Bei längeren Strecken auch größer, weil die Füße irgendwann beim Laufen durch die hohe Belastung signifikant größer werden.

Die Marken, die man im Fachgeschäft bekommt, sind aus meiner Sicht alle super, auch wenn es Nuancen an Unterschieden geben mag und der Verkäufer oder die Verkäuferin mitunter mit Fachbegriffen um sich werfen wird, dass Sie denken, die Schuhe könnten Sie zum Mond fliegen. Letztlich bilden sie aber doch das Fundament eines Sports, der ansonsten völlig gratis ist und den man immer und überall machen kann. Ich finde, da kann man doch guten Gewissens in dieses Fundament investieren.

Bitte keine Scheu!
Vielleicht betrifft Sie dieses Phänomen gar nicht. Aber ich hatte zu Beginn wirklich Scheu, ein Fachgeschäft zu betreten. Ich dachte, dies sei nur wirklichen, echten Läuferinnen vorbehalten. Und wenn ich ehrlich bin, hatte ich auch Angst, ausgelacht zu werden: »Was will die denn?« oder »Jemand, der so aussieht, kann ja gar nicht laufen!«
Ich habe diese Sätze dann weder gehört (es waren innere Glaubenssätze, die ich mir selbst eingeredet habe) noch jemals in einem solchen Geschäft das Gefühl gehabt, nicht willkommen zu sein oder nicht ernst genommen zu werden.
Mein Tipp also an Sie: Gehen Sie voller Vorfreude in ein Lauffachgeschäft! Man wird Sie dort gut beraten.

Laufhosen

Ich habe vier Millionen Stück.
In der Preisklasse von 9 bis 200 Euro.
Ich habe sie alle getestet, von den hippen Teilen von Instagram über Tchibo-Hosen bis hin zu den ganz günstigen. Ich laufe weder in der für 9 noch in der für 200 Euro.
Ich verrate Ihnen, wo ich hängen geblieben bin: bei Oysho. Und das ist nicht mal eine Laufhose, sondern eine Yoga Tight. Und ich sage Ihnen auch, warum ich dabei bleibe: Die rutscht nicht. Mich macht es wahnsinnig, wenn eine Hose während des Laufens rutscht.
Und wissen Sie, was mich noch wahnsinnig macht: Wenn man die Cellulite durchsieht. »Wie? Was? Cellulite?« – ja, meine Damen, das können Sie im Kapitel »Was nicht besser wird« nachlesen. Je straffer, auf Neudeutsch: je mehr Kompression, desto besser. Ich mag es, wenn alles schön stramm sitzt.
Aus ebendiesem Grund testete ich auch schon eine sehr gute, teure Kompressionshose von Falke. Die saß schon toll und hielt

gerade im Winter schön warm. Die Tatsache, dass ich mir beim Anziehen zwei Fingernägel abgebrochen und 20 Minuten gebraucht habe, ehe sie überhaupt saß, möchte ich dabei aber nicht unerwähnt lassen. Vielleicht nehmen Sie sich einfach ausreichend Zeit, wenn Sie auch mal so eine testen wollen.

Es war im Sommer 2021, als ich eine Premiere feierte.
Ich kaufte mir eine kurze Laufhose. Weil ich das bei anderen Läuferinnen immer so schön finde und weil ich wissen wollte, wie sich die Luft an den Beinen anfühlt.
Besser gesagt, ich kaufte zwei. Eine günstige und eine deutlich teurere. Ich laufe bis heute in beiden gleichermaßen gern.
Und ich denke mittlerweile nicht mehr die Spur darüber nach, ob ich die perfekten Läuferbeine für kurze Hosen habe oder nicht. Auch wenn ich persönlich alles lieber eingepackt habe, so ist es im Sommer einfach ein wundervolles Gefühl, wenn Luft an die Beine kommt.

Oberteile

Auch hier ist das Angebot groß. Auch hier habe ich zwischen den teuren und günstigen Marken kaum Unterschiede feststellen können, auch nicht, als meine Distanzen länger wurden. Ich liebe Tanktops im Sommer und im Winter etwas Dünnes, Langärmliges. Bis ich eine Jacke anziehe, müssen es draußen minus zehn Grad sein. Das liegt daran, dass mir aufgrund der Wechseljahre immer warm ist. Ich friere nie.
Testen Sie einfach selbst, was Sie als angenehm empfinden. Viele Läufer und Läuferinnen arbeiten im Winter mit mehreren Schichten und mit einer Mütze oder/und Handschuhen. Mich beengt das alles zu sehr. Ich mag das Wetter auch gern auf der Haut spüren. Warm wird mir dann beim Laufen eh.

Laufgürtel

Der Laufgürtel ist nicht zu verwechseln mit einem Trinkgürtel, an dem Sie die Wasserflasche befestigen können und der deutlich größer ist. Im kleinen Laufgürtel können Sie Handy, Schlüssel, Taschentücher und noch andere Kleinigkeiten verstauen.

Ich benutze seit vier Jahren einen Laufgürtel für unter fünf Euro und ich liebe ihn. Ich habe ihn immer, immer, immer um. Und trotzdem er so klein ist, passt alles rein: mein Handy (das könnte ich niemals am Arm befestigen, wofür es ja auch extra Halterungen gibt, da verkrampfe ich schon beim Hinschauen), Taschentücher wegen meiner Allergie, Schlüssel und ein bisschen Kleingeld (falls ich auf fremder Strecke vielleicht mal einen Kaffee trinken möchte) – und sogar noch eine kleine Flasche. Ich habe auch einen extra Trinklaufgürtel, der eine kleine Bauchtasche hat und in den man zwei Wasserflaschen stecken kann, aber der stört mich, ehrlich gesagt, beim Laufen massiv. Daher quetsche ich lieber eine der Flaschen noch in meinen Billo-Zaubergürtel.

Und noch so ein Tipp: Laufen Sie nicht mit Ihrem ganzen Schlüsselbund, das nervt! Stecken Sie sich nur den Schlüssel ein, den Sie wirklich brauchen.

Socken

Für den Anfang brauchen Sie noch keine Speziallaufsocken. Ich bin jahrelang in kurzen Sneakersocken gelaufen. Das Thema kam erst mit der größeren Distanz auf. Ab Kilometer 15 verlangte es einfach mehr.

Das sei an dieser Stelle noch mal grundsätzlich geklärt: Je mehr und je öfter Sie laufen, desto mehr verlangt es hie und da bei genauem Hinschauen. Laufoberteile waren bis Kilometer 18 kein erwähnenswertes Thema für mich, aber dann wurden die Nähte interessant, weil schmerzlich. Da sich dieses Buch aber in erster Linie um die Anfänge kümmert, konzentriere ich mich auf die Ausrüstung, die Sie für den Start brauchen.

Wenn Sie also eh in einem Fachgeschäft sind, achten Sie eben gern auf »gute« Socken. (Nehmen Sie es aber nicht als Ausrede, noch nicht loslaufen zu können, wenn Sie zu Beginn »nur« Sneakersocken haben.) Regel Nummer 1: Die Socken dürfen nicht rutschen. Sie laufen sich sonst die allerschlimmsten Blasen.

Ich bin hier mittlerweile bei einem leichten Kompressionsstrumpf angekommen, der bis zum Knöchel reicht. Im Winter etwas höher.

Sport-BH

Den werden Sie brauchen, meine Damen. Den brauchte ich früher auch, heute nicht mehr, da reichen mir lockere Bustiers. Machen Sie sich auf dem Markt der unendlichen Vielfalt einfach kundig. Es ist wichtig, dass alles schön stramm sitzt. Und achten Sie auf breite Träger und dass der BH Sie auf keinen Fall einschnürt.

Kopfhörer

Wir gehen an anderer Stelle auf die grundsätzliche Frage ein, ob mit oder ohne Kopfhörer. Mit oder ohne Musik? Podcast? Hörbuch?

In unserer Materialliste geht es um die Frage, wenn ja, dann welche.

Auch hier, Sie können es sich denken, habe ich die ganz teuren In-Ear-Sport-Teile, die mir nach drei Minuten aus dem Ohr fallen. Und wenn ich sie so weit reinstecke, dass sie halten, wird mir schwindelig wegen des Drucks auf dem Ohr. Für mich sind sie also nichts, ich sehe aber sehr viele Menschen damit laufen, daher scheine ich ein Einzelschicksal zu sein.

Ich nutze diese altmodischen Teile, die man über den Kopf zieht und die aussehen wie Ohrenschützer. Was sie im Winter übrigens auch sind. Gesteuert über Bluetooth, und ich bevorzuge hier die finanziell erschwinglichen.

Pulsuhr

Die Teile messen heute längst nicht mehr nur den Puls! Im Prinzip wissen die neuen Sportuhren alles über Sie. Samt deren dazugehörigen Apps. Seien Sie sich dessen bewusst.
Sie *brauchen* sie sicher nicht!
Aber: Die Pulsuhr kann natürlich hier und da ein netter Anreiz sein für die eigene Motivation oder eine Challenge nach Strecke auf Zeit.
Wenn Sie sich unsicher sind, ob sich Ihr Puls noch in überlebensfähigen Höhen bewegt, kann Ihnen diese Uhr natürlich auch helfen.
Und sie ist ein tolles Hilfsmittel, wenn Sie einem Trainingsplan folgen wollen.
Da ich – später in diesem Buch – öfter mit ihr laufe, vervollständigt sie darum meine Liste.

Anmerkung am Rande: Ich werde von keiner Firma dafür bezahlt, dass ich sie hier nenne. Schlimmer noch: Die Firmen wissen gar nichts davon!

Heute so, morgen so

Dadurch, dass weder Laufen noch Sport und streng genommen noch nicht mal Bewegung in meiner DNS verankert sind, suche ich nach wie vor nach der *einen* Regel. Nach einem Maßstab, einer verlässlichen Konstante, von der ich sagen kann: Wenn ich dieses oder jenes abends mache, dann funktioniert das mit dem Laufen am nächsten Morgen super.
Stattdessen bin ich Schwankungen unterzogen. Nervigen, blöden, nicht vorhersehbaren Schwankungen, und bis heute weiß ich noch nicht, wo der grundlegende Unterschied liegt, dass ich an dem einem Tag sage: »Ach, super, das läuft bei mir!«, und an den anderen: »Das war's! Ich mache das nie mehr.«
All die Ideen, die ich schon hatte und die bestimmt richtig sind, wie gesunde Ernährung, leichte Kohlenhydrate am Abend, ausreichend Schlaf und weiß der Himmel was, wurden an diesem einen Morgen, von dem ich Ihnen jetzt erzählen will, zunichtegemacht.

»Sollen wir noch 'ne Runde laufen gehen?«
»Jetzt?«
»Ja, komm. Immerhin ist Neujahr. So schlecht ist es nicht, das Jahr so zu beginnen, oder?«, höre ich mich selbst sagen.
Wir hatten die Nacht davor gut gefeiert, das erste Corona-Silvester extrem regelkonform mit einer anderen Familie. Und wir hatten so gefeiert, als wäre es das letzte Silvester gewesen. Bis früh in den Morgen, dazu ausreichend Champagner, Musik, Tanz und natürlich *Dinner for One*.
Die Nacht war kurz gewesen, der Kopf war dick, und die Gäste verließen erst am späten Mittag den Hof.

Die Zeit, zu der ich meinen waghalsigen Vorschlag äußerte, entsprach weder meiner tiefsten inneren Überzeugung noch meiner Routine. Bin ich doch die, die von sich selbst behauptet, nur frühmorgens laufen zu können. Weil ab einer gewissen Uhrzeit mein Organismus auf Mittagessen oder Kaffee und Kuchen eingestellt ist.
Und dennoch formte mein Mund diese Worte.
Erleichtert darüber, dass mein Liebster nicht den Exorzisten, sondern die Laufschuhe holte, war ich schneller in den Klamotten als erwartet.

Dieser Neujahrslauf, nach dem wenigen Schlaf und dem vielen Champagner, ist einer der Läufe, die mir am schönsten in Erinnerung geblieben sind.
Weil er mir so leicht vorkam.
Und ich mir soo fit und soo schnell.
Ich kannte keine schweren Beine nach den üblichen Steigungen und auch keinen Moment des Zweifels, warum ich mir das heute angetan hatte.
Eine Stunde sind wir aus dem Stand gelaufen.
Zu einer ungewohnten Uhrzeit, ohne Nachdenken geschweige denn Vorbereitungen oder Pulsuhr.
Aber was soll das denn bitte im Umkehrschluss bedeuten?
Dass die Suche nach dem Heiligen Gral, der Formel nach einem »Immer guten Lauf«, völlig nutzlos ist?
Liegt der Schlüssel womöglich in wenig Schlaf und Alkohol?
Und spätestens jetzt sollten Sie überlegen, ob Sie dieses Buch nicht doch noch Ihrer Freundin schenken, weil sich ganz neue Möglichkeiten auftun.

1, 2 oder 3

Sie können ganz für sich laufen.
Sie können mit einer Freundin oder einem Freund zusammen laufen.
Sie können sich auch einer ganzen Laufgruppe anschließen.
Sie können an Wettkämpfen teilnehmen.
Und Sie können das alles kombinieren.
Ist das nicht großartig?

Sie brauchen sich nirgends anzumelden, nichts anmieten und auf nichts zu warten. Sie brauchen auf keinerlei äußere Gegebenheiten zu warten, um loszulaufen.

Ich für meinen Teil laufe gern allein.
Und ja, auch hier habe ich auf dem Land einen riesengroßen Vorteil: Ich laufe ohne Angst, zu jeder Tages- und Jahreszeit. Ob das gerechtfertigt ist oder nicht, sei jetzt mal dahingestellt, ich sage Ihnen nur, wie ich es empfinde.
Ich bin maximal umgeben von Mamas (und ein paar Papas) die ihre Kinder in die Kita bringen. Von HundebesitzerInnen und sehr vielen älteren Menschen, die jeden Morgen ihre Runde um den Block drehen. Was ich, nebenbei bemerkt, so was von inspirierend finde. Ich sehe jeden Morgen eine Dame von bestimmt Ende siebzig, vielleicht ist sie auch älter, die mit ihren Walking-Stöcken freudestrahlend bei Wind und Wetter ihre Schritte geht. Ich bin auch umgeben von Rehen, ein paar Hasen und Eichhörnchen. Und selbst wenn die Eifel auf einmal zum offiziellen Wolfsgebiet ausgerufen würde, liefe ich ohne Angst.
Ich weiß aber, dass das für die von Ihnen, die in Städten leben,

vielleicht anders ist. Im Dunkeln und im Winter, wenn es nicht nur morgens lange dunkel, sondern auch ab halb fünf nachmittags finster ist, läuft man als Frau nicht mehr gern durch Parks. Und es wäre naiv zu behaupten, dass das nur an Ihrem »Gefühl« liegt.

Es liegt vielmehr an etlichen tatsächlich stattgefundenen Vorfällen.

Frauen »verkleiden« sich wie Männer, sie laufen mit übergroßen Hoodies. Sie laufen auch mit Pfefferspray in den Händen, und natürlich laufen sie sowieso nur da, wo es gut beleuchtet ist. Das Netz ist voll von Tipps, wie wir uns als Frauen besser schützen können. Wie wir uns zu verhalten haben, damit wir nicht überfallen werden. Kennen wir, Ladys, nicht wahr? Uns wurde schließlich schon als Teenagerinnen eingetrichtert, wie wir sicher feiern gehen können.

Verstehen Sie mich nicht falsch, natürlich ist es richtig, dass wir aufmerksam sind und uns zu schützen wissen, aber die Jungs dürfen schon auch in das Thema mit reingenommen werden. Natürlich meine ich damit nicht die Straftäter, die sich wohl leider kaum von einem Warnhinweis à la »Bitte keine Joggerinnen überfallen!« abhalten lassen werden. Aber wie wäre es, wenn die »guten« Jungs es auf dem Schirm hätten, dass bei Frauen die Angst und Unsicherheit oft mitlaufen?

Eine Freundin aus Hamburg berichtete mir unlängst, sie sei an einer glücklicherweise gut ausgeleuchteten Stelle gelaufen und ihr sei ein anderer Läufer »auf den Fersen« gewesen.

»Ich habe ihn die ganze Zeit hinter mir wahrgenommen, und wenn ich mein Tempo veränderte oder unter einem Vorwand anhielt, blieb er hinter mir. Das war ein schreckliches Gefühl.«

Sie hat dann all ihren Mut zusammengenommen, angehalten und ihn, auch weil die Strecke gut frequentiert war, angebrüllt: »Ey, Mann, was willst du von mir?«

»Er schreckte zusammen und war völlig verdattert. Der arme Mann war einfach nur ein Läufer, der per Zufall denselben

Rhythmus wie ich hatte. Und das hat mir dann schon fast leidgetan.«

Er hat meiner Freundin geantwortet: »Nichts, ich laufe hier nur.« Meine Freundin entschuldigte sich bei ihm, und so kamen sie ins Gespräch. Der Mann bestätigte, dass er bis zu diesem Zeitpunkt nicht auf dem Radar gehabt hatte, dass Frauen oft mit der Angst im Nacken laufen. Das hat ihn schwer beschäftigt. (Mal am Rande: Ist es nicht verrückt, dass uns das Thema Kommunikation auch hier wieder begegnet?!)

Nun stellen Sie sich mal vor, wie es wäre, wenn die »guten« Jungs mit in unsere Gedankenwelt eingebunden wären ... Dann würde es vielleicht so weit kommen, dass wir in friedlicher Eintracht nebeneinanderher liefen und der eine auf die andere achtgäbe. Bisher liegt die Verantwortung jedoch allein bei uns Frauen, frei nach dem Motto: Ach so, ja, wenn du da an *dieser* Stelle läufst, dann bist du auch selbst schuld, wenn du überfallen wirst.

Nein, meine Damen, das sind Sie nicht!

Schuld ist der Täter! Nur der Täter!

Nebenbei bemerkt, geht es auch längst nicht nur um körperliche Übergriffe, auch verbale Angriffe machen einem als Frau nicht sooo ein gutes Gefühl ...

Wir werden das Thema an dieser Stelle leider nicht gelöst bekommen. Ich möchte Sie aber dazu ermutigen, auf Ihr Bauchgefühl zu hören und vielleicht ein paar Vorkehrungen zu treffen, damit Sie sich beim Laufen sicher fühlen, wie zum Beispiel, mit einer Freundin zu laufen.

Und ihr lieben »guten« Jungs, habt doch einfach ein Auge auf uns!

Abseits des Sicherheitsaspektes bleibt es natürlich gänzlich Ihnen überlassen, ob Sie nur mit Ihren Gedanken oder in Begleitung laufen.

In einer größeren Gruppe bin ich persönlich noch nicht gelaufen. Es hat sich einfach noch nicht ergeben. Ich habe aber viele

Bekannte, die sogar mit Geschäftspartnern gemeinsam laufen oder spazieren gehen, statt sich über Zoom zu treffen. Ich finde das super! Muss aber zugeben, dass ich es eher als männliches Ritual wahrnehme. Aber, Ladys, vielleicht sollten wir uns da mal was abgucken. Lassen Sie uns Walking-Meetings installieren!

Der nächste Schritt wäre dann, sich mal bei einem offiziellen Lauf anzumelden. Meine Erfahrung: UNBEDINGT MACHEN! Auch wenn Sie sich noch nicht so sportlich fühlen, Sie werden sehen, es ist richtig toll. Ich habe lange Zeit angenommen, dass eine Frau wie ich gar keine Daseinsberechtigung auf einem offiziellen Lauf hat, aber ich durfte lernen, dass das absoluter Quatsch ist. Die Atmosphäre, die Spannung in der Luft und dieser Spaß an der Bewegung stehen weit vor dem sportlichen Ehrgeiz.

Und wenn Sie noch nicht so weit sind und sich trotzdem eine Art Gemeinschaft wünschen: Es gibt viele Apps, in denen Sie auf eine Community zurückgreifen können. Ich laufe auf Instagram mit dem Hashtag »laufenmitderkwienaberinecht«. Das »in echt« ist mir wichtig. Gestellte, geschminkte und gefilterte Bilder finde ich in jedem Kontext blöd, beim Laufen aber am blödesten! Unter diesem Hashtag finden Sie schon mehrere Tausend Beiträge, nicht nur von mir, sondern von vielen Damen, die Spaß an der Bewegung haben. Ob nun schnell, langsam oder ganz langsam, ist irrelevant.

2019

Ich laufe immer noch. Vorzugsweise bergab.

2020

Ich laufe als geschiedene Frau.

Die Erste von uns

Um das vorwegzunehmen: Sie müssen keinen Marathon laufen, um eine Läuferin zu sein. Ich würde die 42,195 Kilometer für mich, Stand heute, auch ausschließen wollen. Zumal ich auch bezweifle, dass das für jeden oder jede von uns überhaupt gesund ist.
Aber: Ist es denn nicht unglaublich schön zu wissen, dass wir es *könnten*, wenn wir es wollten?
Ja, Sie könnten jetzt sofort ins Netz gehen, sich einen Lauf rauspicken, der Ihnen gut gefällt, und sich online anmelden. Die Jungs, aber auch die Ladys. Es würden Sie kein Veranstalter, aber auch keine abstrusen biologischen Vorurteile daran hindern.
Und das, meine lieben Damen, war nicht immer so.
Marathonläufe waren nämlich lange, lange Zeit den Männern vorbehalten.
Warum? Unter anderem hatte Mann Sorge, unsere Gebärmutter würde aus uns herausplumpsen. Und dann hätten wir uns nicht mehr fortpflanzen können. Damit hätten wir ja im Prinzip unsere Daseinsberechtigung verspielt.
Sie lachen.
Diese Annahme ist tatsächlich noch keine hundert Jahre alt.
Und auch 1967 war ein Marathon für Frauen schlicht noch nicht vorgesehen, weil er eben als gesundheitsschädlich galt. Frauen durften Sprints und maximal 800-Meter-Läufe absolvieren. Dass diese Regeln von Männern gemacht wurden, muss ich nicht extra erwähnen, oder?
Die erste Marathonläuferin gibt es quasi nicht. Denn sie meldete sich nicht regulär an, weil es verboten war, sondern sprang einfach aus dem Gebüsch und lief den Marathon verbotenerweise

mit. Das war 1966. Roberta Bingay hatte leider keine Startnummer und ging daher nicht so offiziell in die Geschichte ein wie Kathrine Switzer ein Jahr später. Die meldete sich offiziell beim Boston-Marathon als eine von 733 Läufern an. Oder besser: DIE EINE. Sie kürzte ihren Vornamen einfach mit K. ab, sodass der Veranstalter einen Karl oder Kevin dahinter vermutete, der eben am 19. April 1967 am 71. Boston-Marathon teilnehmen wollte. Und so ging Kathrine Switzer mit der Startnummer 261 an den Start. Auch da noch unerkannt, was sie unter anderem dem schlechten Wetter zu verdanken hatte. Denn weil es an dem Tag regnete und schneite, trugen alle Läufer dicke Kapuzenpullis (und keine Funktionskleidung). Als der Veranstalter endlich begriff, dass eine Frau das Rennen machte, versuchte er, Switzer die Startnummer zu entreißen mit den Worten: »Raus aus meinem Rennen! Zur Hölle mit dir! Und her mit der Startnummer!«

Ich schaute mir Dokumentationen über Kathrine Switzer an, und auch heute, 50 Jahre später, hat sie noch eine unglaubliche Ausstrahlung. Sie erzählt, wie ihr damaliger Freund Tom Miller den Herrn einfach wegschubste, damit sie ihren Lauf fortsetzen konnte.

»Ab hier war mir klar, ich muss das schaffen, und wenn ich auf allen vieren ins Ziel komme. Ansonsten würde niemand glauben, dass eine Frau fähig ist, einen Marathon zu laufen.«

Switzer lief nicht mehr für sich allein.

Sie lief stellvertretend für uns alle.

Sie schrieb an diesem Tag Geschichte, und sie ermöglichte es, alte Strukturen aufzubrechen und Gewohnheiten zu hinterfragen.

Nach 4 Stunden, 20 Minuten kam sie ins Ziel und wurde nachträglich disqualifiziert. Für Switzer war das definitiv der Startschuss, um sich für Frauenrechte einzusetzen.

Trotzdem dauerte es noch bis 1972, bis Frauen offiziell bei Marathons mitlaufen durften. Switzer selbst erreichte 1975 beim Boston-Marathon nach 2 Stunden, 51 Minuten ihre persönliche Bestzeit und ging als Zweite ins Ziel.

Sie kämpfte mit dafür, dass Frauen den Marathonlauf der Olympischen Spiele mitlaufen dürfen, was seit 1984 der Fall ist, und hebt bis heute Hunderte von Rennen für Frauen aus der Wiege. Ihre Startnummer 261 ist heute übrigens weltberühmt, und es gibt sehr viele Lauftreffs, die sich ihr zu Ehren – sie ist heute über 70 Jahre alt – treffen und sich unter anderem für »sicheres Laufen für Frauen« einsetzen.

Wenn Sie einmal viel Zeit haben sollten, meine Damen, dann schauen Sie sich gern die Dokumentation über Kathrine Switzer an. Wenn Sie dabei keine Gänsehaut bekommen, dann weiß ich auch nicht.
Eine Anmerkung am Rande: Nicht in allen Berichten wird erwähnt, dass Switzer später eine lange Freundschaft zu dem Veranstalter, der sie aus »seinem« Rennen haben wollte, pflegte. Er war einige Zeit später zu ihr gekommen, um sich bei ihr zu entschuldigen. Gerade das finde ich besonders rührend und großherzig an der Geschichte, von wahrem Sportsgeist geprägt und sozusagen das i-Tüpfelchen.

Und noch mal: Sie müssen keinen Marathon laufen. Aber dank Kathrine Switzer könnten Sie es, wenn Sie wollten!

2021

Ich laufe als neu liierte Frau.
Jetzt zu zweit. Denn der Mann an meiner Seite läuft auch. Allerdings auch bergauf.
Trennungsgrund?
Ich versuche es auch, es klappt.
Ich versuche eine Stunde am Stück.
Klappt.
Ich versuche zwei Stunden am Stück.
Klappt.
Ich melde mich zum Halbmarathon an.
War nie fitter in meinem Leben.
Der wird gecancelt. Ich war nicht der Grund. Corona.
Ich trainiere weiter.
Es tut so gut!
Ich glaube, ich muss darüber ein Buch schreiben.

November 2021

Ich habe Corona.
Trotz Impfung.
»Machen Sie sich keine Sorgen. Sie sind ja geimpft. Das wird ein leichter Verlauf.«
Wurde es nicht.
Aber ohne Krankenhaus.
Sechs Wochen knappe Luft.
Kein Joggen, nur mini-langsame Schneckenspaziergänge.
Keine Gewichtszunahme. Habe gelernt. Fürs Leben …

Ende Dezember 2021

Erster Jogging-Versuch.
Das wird ein langer Weg.
Kämpfe ich mich halt zurück.
Kenne ich ja.
Ich starte mit diesem Buch hier. Das macht den Einstieg leichter.
Es müssen ja nicht gleich zwei Stunden sein.

Die Berge besteigen, wenn sie kommen

Stammleserinnen werden diesen Satz von mir schon kennen.
Wir sprachen in der »Stehaufqueen« sehr ausführlich über diese Art der Betrachtungsweise von Problemen, Herausforderungen oder Ängsten. Viel zu häufig machen wir uns einen Kopf über die Sorgen von morgen. Ach, wie sinnvoll es wäre, wenn diese vorgelagerten Sorgen dann einen Einfluss auf den Problemverlauf hätten. Haben Sie aber leider nicht.
Mir hilft diese Denkweise bei der Angst vor einer möglichen Wiedererkrankung und bei den Problemen unserer Zeit. Wer von uns hätte im März 2020 damit gerechnet, dass uns Corona so viele Jahre lang begleiten würde? Und wer hätte außerdem gedacht, dass wir uns heute mit einem Krieg auseinandersetzen müssen? Keine Sorgen dieser Welt, die wir uns vorher vielleicht gemacht haben, konnten das verhindern.
Der Satz: Ich besteige die Berge erst dann, wenn sie da sind, und denke nicht darüber nach, wie ich es mache, wenn sie irgendwann auftauchen sollten, begleitet mich schon seit vielen Jahren. Aber dass er mir auch beim Laufen zur Seite stehen würde, hätte ich nicht gedacht. Nur dass die Berge da nicht metaphorisch gemeint sind, sondern so ganz in echt.

Ich laufe in der Eifel.
Und die Eifel ist – aus Sicht einer Rheinländerin – voll mit Bergen.
Wenn die Österreicherinnen und Schweizerinnen unter Ihnen sich vom Lachen erholt haben, möchte ich zur genaueren Einordnung noch sagen, dass ich im Schnitt einen Anstieg von 240

Metern habe. Die Norddeutschen unter Ihnen fühlen den Schmerz.

Zu Beginn meiner »Laufkarriere« stellte ich das Laufen vor jedem Anstieg ein und wechselte zum Walken. Was dazu führte, dass ich die allerwenigsten Kilometer wirklich lief. Was mir aber egal war. Es ging mir ja nur um die Bewegung an der frischen Luft.

»Was passiert denn, wenn du den Anstieg läufst?«, fragte mich Sportjournalist Martin vom Magazin *Runner's World*.

Jaa, Sie haben richtig gelesen – ich war schon in der *Runner's World*! Und der äußerst sympathische Chefredakteur Martin Grüning hatte mich für das Interview zu Hause besucht. Im Anschluss waren wir eine Runde gelaufen, bei der er mir ebendiese Frage gestellt hatte.

»Keine Ahnung. Dann komm ich aus der Puste oder so«, antwortete ich.

»Also weißt du gar nicht, was passiert?«

»Nee, ich walke das immer, und das ist für mich okay«, verteidigte ich sofort meine Lauftaktik.

»Ich kann dir nur raten: Probier es mal.«

»Oooh, das Gleiche sagt der Liebste auch immer. Der sagt immer, ›Das ist auch nur ein Schritt vor den anderen‹. Ja, mal sehen, vielleicht probier ich es mal.«

Wir liefen eine halbe Stunde sehr entspannt, nein, ich korrigiere: Martin lief eine halbe Stunde sehr entspannt, während ich *vorgab*, sehr entspannt zu sein. In Wirklichkeit konnte ich mich die nächste Woche kaum mehr bewegen vor lauter Muskelkater.

Der Artikel erschien dann später unter der Headline: »Nicole läuft am liebsten bergab!« Stimmt ja auch.

Aber mit diesen zwei Sätzen im Gepäck, »Also weißt du gar nicht, was passiert?« und »Das ist auch nur ein Schritt vor den anderen«, wagte ich mich dann doch an die Horror-Eifel-Anstiege.

Und was soll ich Ihnen sagen? Es passierte nichts Schlimmes, und es war tatsächlich nur ein Schritt vor den anderen.

Die ersten Wochen und Monate konnte ich mit der erwähnten Metapher über die Berge noch nichts anfangen. Denn mein Lauf war ab da vor allem durch diese wirklich heftigen Anstiege geprägt. Ich fokussierte mich auf sie. Gar nicht negativ, aber sie standen eben im Fokus. Mein Lauf orientierte sich an ihnen, und ich teilte mir die Kraft rundherum gut ein.

Es dauerte Monate, um genau zu sein, zwei Jahre, bis es plötzlich »klick« machte.

Klick

»Wahnsinn, wie du den Anstieg schaffst!«, wirft mein Laufpartner mir locker nach dem »Berg« zu.
»Du, weißt du, dass ich dem gar keine Beachtung mehr schenke?«, antworte ich, selbst überrascht. »Die Berge werden bestiegen, wenn sie da sind. Und da ich ihn vorgestern auch geschafft habe, gehe ich davon aus, dass ich ihn immer schaffe.«
Punkt.

Meine Damen, ich schwöre Ihnen: Es ist alles in unserem Kopf! Und zwar *nur* da.
Natürlich ist so ein Anstieg riesig anstrengend, wenn Sie gerade erst anfangen, und natürlich wird Ihre Kondition von Mal zu Mal besser. Und irgendwann, das verspreche ich Ihnen, geht Ihnen all das in Fleisch und Blut über.
Dann stehen die Berge eben irgendwann nicht mehr im Fokus. Sie gehören dazu. Und soll ich Ihnen noch etwas sagen: Wenn wir bergauf jammern, dann müssen wir bergab auch jubeln.

Hä? Wie, jubeln?!

Na, ist das denn nicht die logische Konsequenz?
Wenn ich bergauf schimpfe, wie doof das alles ist, dann muss ich doch bergab alle Arme und Beine von mir schmeißen und mich ohne Ende des Lebens freuen, dass es wieder besser geht.

Und, spüren Sie auch hier wieder die erschreckende Parallele zum Leben?
Wenn ich jeden Morgen über das Klingeln des Weckers meckere, das mich mehr als unsanft aus dem Bett wirft, dann muss ich die Tage, an denen ich gemütlich ausschlafen kann, doch auch so richtig abfeiern.
Wenn ich mit mir selbst schimpfe, weil ich die Tüte M&Ms aufgegessen habe, sollte ich doch Fanfaren erklingen lassen, wenn ich es einen Abend nicht tue.
Wenn Ihre Kinder beim Frühstück die Cerealien zuhauf auf dem Boden verteilen, dann müssen Sie ihnen doch quasi mehr Taschengeld geben, wenn an einem Morgen (fast) alle im Mund landen.
Und genau so ist das auch mit dem Sport!
Wenn ich über meinen stressigen Alltag jammere und dass ich darin einfach nicht genügend Zeit für Bewegung habe, dann muss es doch erstens oberste Prio für mich sein, mir diesen Alltag anders zu gestalten, und zweitens, das dann auch abzufeiern.
Wenn dem nicht so ist, dann können wir uns auch das Jammern vorab sparen.

Und mit dieser Einstellung im Kopf, nicht in den Beinen, waren die Steigungen während des Laufens plötzlich kein notwendiges

Übel mehr, auf dem all meine Konzentration lag, sondern eine fantastische Naturerscheinung, die mir außerdem noch ermöglichte, meine Atmung zu verbessern und den geraderen Etappen meiner Laufstrecke mit noch mehr Freude entgegenzujoggen.

Januar 2022

Skiurlaub? Muss das sein? Passt das in die Zeit? Alle Gedanken sind erlaubt.
Zu teuer. Corona. Nur zwei von fünf Patchworkteilen fahren überhaupt Ski. Der Rest muss es erst lernen. Inklusive mir.
Wir fahren. Wer weiß, was noch kommt! Die Abwechslung tut uns allen gut.
Ich googele »Ski fahren lernen«, absolviere ein YouTube-Tutorial.
Ich seh schon, das kann ich!
Wird ein Klacks.
Bin ja eine sportliche Läuferin.
Erster Tag Skikurs: Kinder und ich den Start verpennt.
»Heute können wir Sie nicht mehr aufnehmen. Morgen wieder.«
Ich bringe den Kindern meine YouTube-Kenntnisse am Anfängerhügel bei.
Nur Idioten sagen Idiotenhügel.
Die Kinder können es sozusagen sofort.
Ich nicht.
Ich arbeite hart.
Den ganzen Tag.
Der Mann überprüft nach seinem Skitag: »Nicht schlecht für den Anfang!«
Tag zwei.
Skikurs.
Die Kinder düsen weg.
Ich soll dem Lehrer zeigen, was ich kann:
Aus meiner Sicht nix.
Aus seiner: »Jo, mei, da kannste mit aufn Berg.«
»Sicher? Da war ich noch nie.«

»Sicher!«
Ich fahre hoch.
Ich laufe den Rest des Berges zu Fuß runter.
Nach 14 Stürzen, zwei Karambolagen und einer Panikattacke.
»Nein, das ist nichts für mich.«
War nach nur zwei Stunden unten.
Gezittert habe ich fünf.
Tags darauf entschieden, dass ich im nächsten Leben Ski fahre.
Für alle Patchworkmitglieder voll okay.
Ich bleibe im Hotel auf dem Laufband und schreibe dieses Buch.
Tags darauf: »Ich kann das nicht so stehen lassen. Ich gehe noch mal an den Idiotenhügel, und du zeigst mir das, okay?«
Der Mann nickt.
Wieder Anfängerhügel. Alles klappt super. Bin soooo stolz auf mich.
Wir fahren hoch zur blauen Piste.
Ich fahre sie runter.
Ich bin nicht nur Läuferin, nein, auch Skifahrerin.
Ich falle manchmal. Nicht schlimm. Stehe wieder auf.
Fahre ganz langsam in meinem Tempo. Ist wie im Leben. Besser nicht vergleichen. Besser im eigenen Tempo. Falle wieder. Nicht schlimm.
Unten applaudieren der Liebste und der große Sohn.
»Mamaaaa, wie mega ist das?!«
Ja, oder?
Ich gehöre dazu.
War mir nie wichtig.
Aber hier schon.
Weil das so ein toller Sport ist.
Und die Menschen so nett.
»Wollen wir noch eine Runde?«
»Sicher?«
»Absolut! Fühle mich großartig!«
Gleiche Piste, bisschen sicherer.

Ich falle seltener.
300 Meter vor dem Ende steht ein Mann auf der Piste.
Es stehen ständig Menschen auf der Piste.
Ich bin oft eine von ihnen.
Er erklärt seiner Tochter etwas an den Skiern.
Ich will ausweichen.
Ich kriege die Kurve nicht.
Werde schneller.
Zu schnell.
Ich stürze.
Ich höre den Knochenbruch.
»Komm, ich helfe dir«, kommt der Liebste herbeigeeilt.
»Ich kann nicht. Der Arm ist gebrochen.«
Mir wird schlecht vor Schmerzen.
Eine Skilehrerin kommt.
»Atmen. Tief atmen.«
Ich übergebe mich nicht, weil in diesem Moment mein großer Sohn panisch angefahren kommt.
»Alles okay, mein Schatz!« Was können Mamas lügen!
Es war nicht der Arm, es war die Schulter.
Die Österreicher sind schnell in der Diagnostik.
Warten quasi auf die unsportlichen Deutschen.
Es sollten die bis dahin schlimmsten Schmerzen meines Lebens werden.
Für zehn Wochen.
Ich werde wieder operiert.
Neben der Portnarbe jetzt dreimal so lange Schulternarbe.
Kein Sport für unbestimmte Zeit.
Stattdessen Ibuprofen, Novalgin, Tilidin und Zopiclon.

Februar 2022

Die Schulter ist ein kompliziertes Teil.
Also, eigentlich ist sie faszinierend.
Sie kann so viel.
Aber wenn sie kaputtgeht, geht auch *viel* kaputt.
Nehme immer noch 1800 mg Ibu, Tilidin und die Schlaftabletten.
Manchmal kann ich im Sitzen ein paar Stunden schlafen.
Meistens nicht.
Selbst die Mastektomie und der DIEP Flap waren nicht so schmerzhaft.

»Sie verheilt optimal«, meint der Arzt.
»Und die Schmerzen sind normal?«
»Ja. Ich hatte auch mal eine Schulterfraktur. Habe ein Jahr lang Schmerztabletten genommen.«
Toll. Was für ein Trost. Was für eine Aussicht.
»Darf ich wieder laufen? Also, darf ich es versuchen?«
»Ja, das Laufen ist nicht das Problem. Eher das Fallen.«
»Ich falle nicht.«

Wegen Glatteis gehe ich in ein Fitnessstudio.
Ja, lesen Sie das ruhig noch mal.
Ich. Freiwillig. Fitnessstudio.

Ich starte auf dem Laufband.
Geht. Geht sogar gut.
Besser als Walken. Beim Walken verkrampfe ich oben so im Schultergürtel.

Jetzt ist alles locker.
Alles, bis auf den Puls.
Kontrolliere mit Uhr. Er schießt mir weg.
Schaffe 30 Minuten und merke:
Der Weg zurück wird ein weiter.

Motivation

Wenn Sie mit diesem Buch gleichzeitig in Ihr Vorhaben gestartet sind, mit dem Laufen anzufangen, liebe Leserinnen, dann werden Sie sich mit dem Thema Motivation schon beschäftigt haben. Oder die Motivation hat sich mit Ihnen beschäftigt. Denn diese brauchen wir ja für jegliches Vorhaben hier auf dieser Welt.
»Woher nimmst du die Motivation, dich schon wieder zurückzukämpfen?«, fragt mich eine gute Freundin. Wir telefonieren, als ich auf dem Heimweg von der Physiotherapie bin.
Ich antworte eher laut denkend. »Keine Ahnung. Da habe ich noch nie drüber nachgedacht.«

Woher kommt Motivation?
Was treibt uns an?
Gibt es dabei Unterschiede?
Und wie konnte es überhaupt geschehen, dass ich als bekennender Sportmuffel zur Langzeitläuferin wurde?

Es gibt nicht DIE Motivation. Wie immer im Leben gibt es auch hier Differenzierungen. Und für unser Laufvorhaben lohnt es sich, einen Blick auf die unterschiedlichen Arten von Motivation zu werfen. Es gibt verschiedenste und sehr viele Theorien zu diesem komplexen Thema. Nicht alle können wir uns hier anschauen. Daher möchte ich Ihnen hier nur einen zusammengerafften Überblick geben.

Offensichtlich haben wir alle die **primäre Motivation** in uns. Diese ist uns angeboren, und sie sichert unser Überleben. Denn dass Sie regelmäßig essen und trinken oder auch Pipi machen, bedarf (»nur«) dieser primären Motivation.

Die **sekundäre Motivation** sichert unser soziales Leben. Wir haben ein Bedürfnis nach Anerkennung und Liebe und handeln so aus der Motivation heraus, zu einer Gemeinschaft dazuzugehören.

Vielleicht ist Ihnen schon einmal die berühmte Bedürfnispyramide begegnet. Ihre Basis sind die Grundbedürfnisse. Erst wenn diese erfüllt sind, entsteht überhaupt ein weiteres Bedürfnis. Sprich, wenn wir Hunger leiden, ist uns der Wunsch nach Freundschaft nicht so wichtig, geschweige denn eine Pace für den Halbmarathon. So zumindest die Theorie dahinter.

Wenn wir nach Bedürfnissen oder Zielen streben, bedienen wir uns unterschiedlicher Motive, also antreibender Kräfte, die unserem Leben einen Sinn geben sollen.

Hier unterscheidet die Psychologie in ex- und intrinsische Motivation.

Die **extrinsische Motivation** entsteht, wie der Name schon sagt, aus Anreizen, die von *außen* kommen. Meine Verknüpfung von Sport und Abnehmen war extrinsischer Natur. Ich habe Sport gemacht, um abzunehmen. Wenn Sie 40 Überstunden die Woche machen, »nur« um eine Gehaltserhöhung zu bekommen, ist das auch extrinsisch motiviert.

Wenn Sie Ihrem Kind sagen, »Wenn du dein Zimmer aufräumst, bekommst du fünf Euro«, dann steht diese extrinsische Motivation im Gegensatz zu: »Räum doch dein Zimmer auf, dann hast du ein besseres Gefühl.« Denn dieses Gefühl wäre **intrinsisch**. Es kommt von *innen*. Ebenso wie persönliche Entwicklungsmöglichkeiten im Job oder Entscheidungsfreiheiten eine intrinsische Motivation sind.

Langfristig gesehen wäre für Ihr Kind aus Ihrer Sicht »das richtige Gefühl« vermutlich erstrebenswerter, aber machen wir uns nichts vor, kurzfristig sind die fünf Euro realistischer. Wenn Sie mich fragen, kann eine extrinsische Motivation sich jedoch auch zu einer intrinsischen wandeln. Wenn das Kind beispielsweise lernt, *Krass, ich habe fünf Euro bekommen* und *herausgefunden, dass mir ein aufgeräumtes Zimmer ein gutes Gefühl verleiht!*

Ob ex- oder intrinsisch – die ausschlaggebende Frage ist doch vor allem, mit welcher Motivation wir unser Ziel konsequent verfolgen können.
Gute Führungskräfte haben stets beide Motivationsarten im Blick, um ihr Team zu leiten. Und auch ich glaube nicht, dass es hier ein Richtig oder Falsch gibt. Ich bin überzeugt, dass ein »Den-eigenen-Typ-Kennen« wichtig ist.
Meine extrinsischen Motivationsansätze haben mir langfristig nicht geholfen. Erst als ich erkannte, dass ich es nur für mich tue, für mein Leben, mein Gefühl, mein »Was will ich?«, tauchte der Schlüssel auf.
Für diesen Gedankengang brauchen Sie aber etwas. Oh, ich spüre, Sie ahnen es schon ... Ist auch logisch, wir haben ja schon – lassen Sie mich kurz überlegen, ich habe acht Bücher geschrieben, dann haben wir auch mindestens achtmal darüber gesprochen: das richtige *Selbstbild*. Und in diesem speziellen Fall möchte ich sogar das Wort »Selbstliebe« benutzen.

Die Frage meiner Freundin eröffnete mir die Erkenntnis, dass meine persönliche Motivation rein intrinsischer Natur war.
Ich wollte nur für mich wieder fit werden.
Für mein Lebens- und Körpergefühl.
Nicht für irgendjemand oder irgendetwas anderes.
Nur für mich. Und meine Söhne!
Weil ich weiß, dass es mir gut gehen darf.
Und das nicht nur, damit es mir als Mama, Lebenspartnerin oder Geschäftsfrau gut geht, sondern einfach *mir*. Für mich ganz allein.

Trotz aller intrinsischer Motivation habe ich aber natürlich auch extrinsische Anteile in mir. Hallo? Ich bin Künstlerin! Natürlich will ich auch Applaus und Anerkennung. Und das nicht nur von mir selbst. Das abzustreiten lohnt nicht. Und das Erkennen rentiert sich doppelt!
An den Tagen, an denen mein »extrinsisches Ich« Applaus will, nehme ich darum meine Pulsuhr um oder setze mir Ziele. Die Belohnung ist dann kein Snickers, sondern das Erreichen derselben. Oder das Laufen an sich.
Mit anderen Worten, wir fügen ex- und intrinsisch in friedlicher Eintracht zusammen. Die Basis bildet die intrinsische Motivation, und die Leistungspeaks sind extrinsisch motiviert.

Wie Sie herausfinden, welcher Typ *Sie* sind? Mithilfe Ihres reflektierten Auseinandersetzens mit sich selbst!
Wichtig: Es gibt kein Gut und Schlecht. Wir haben alle beide Seiten in uns.

Überlegen Sie für sich:
Was motiviert Sie?

*Welche Motivation brauchen Sie zum Anfangen
und welche zum Durchhalten?*

~~~~~~

~~~~~~

~~~~~~

Wie sind Sie gepolt?

~~~~~~

~~~~~~

~~~~~~

Mehr intrinsisch? Dann legen Sie den Fokus auf das Wohlbefinden, Ihr Körpergefühl, die Natur.
Mehr extrinsisch? Auch dann muss es ja nicht die Zahl auf der Waage sein. Vielleicht hilft schon eine Community, die Sie anfeuert. Internet und Apps sind voll davon.
Vielleicht sind Sie montags eher intrinsisch drauf und freitags eher extrinsisch … Lernen Sie aus sich heraus, damit umzugehen, und ich garantiere Ihnen, es führt Sie in ein dauerhaft bewegtes Leben.

Neues Ziel

Ich für meinen Teil hab's ja mit dem Zielesetzen nicht so.
Nicht, weil sie unrealistisch sind – okay, das waren sie früher häufig (»Bis zum Sommer Konfektionsgröße 34!«). Heute eher, weil sie alle in der Zukunft liegen.
Ich gucke halt nicht gern so weit. Ich bin lieber im Hier und Heute. Das Morgen ist mir zu wackelig.
Trotzdem fasste ich mir nach meinem ersten Aua-Schulter-Lauf ein Ziel. Das war vor allem den starken Schmerzen »im Heute« geschuldet. Denn ich sehnte mich danach, ein Morgen vor meinem Auge zu haben, das wieder schmerzfrei war.
Der Halbmarathon, zu dem ich mich im vergangenen Herbst angemeldet hatte, war aufgrund von Corona abgesagt worden. Dieses Ziel stand also noch aus.
Warum bis zum nächsten offiziellen Lauf warten?
Warum nicht nur für mich laufen?
Das wäre ein eigenes Ziel ohne offiziellen Charakter ...

Ich schenke mir den Halbmarathon einfach zum Geburtstag.
Das war mein neues Ziel.
Am 15.6. werde ich 40 Jahre alt. Und dann schenke ich mir die fitteste Version meiner selbst. Ich bitte den Mann an meiner Seite, mich mit seinem Know-how als erfahrener Marathonläufer zu unterstützen.
Meine Laufuhr wird ab jetzt bis zum 15.6. meine Begleiterin.
Und wenn Sie mich fragen, ob das ex- oder intrinsisch motiviert war? Ich kann es nicht so genau sagen. Möglicherweise eine gesunde Mischung aus beidem.

Lauftagebuch zum Halbmarathon – März 2022

Bisher hatte mir beim Laufen meist der Kopf die Grenzen gesetzt. Was schade war, denn mein Körper hätte eigentlich noch gekonnt. Plötzlich auftretende Gedanken wie, »Ach, komm, das war für heute genug« oder »Du bist ja gestern schon so viel gelaufen, nicht dass du dich überanstrengst«, galt es regelmäßig wegzuschieben. In der Wiedereinstiegsphase nach dem Schulterbruch war es hingegen andersrum.

Live-Laufgedanken:
gute sieben Wochen nach Schulter-OP, März, Sonntagvormittag, strahlend kalter Tag, hohe bis sehr hohe Allergiebelastung.
Mir fehlt komplett die Luft.
Schon nach dem ersten Anstieg japse ich wie zu meinen Anfängerzeiten.
Aber: Die Schulter ist schmerzfrei. Das ist beim Walken anders. Hier schießt mir schon nach zehn Minuten der Schmerz ein.
Außerdem ist da diese unbändige Freude, sich mal auf diese Weise zu spüren. Die kalte Luft wirkt belebend, die Sonne entfaltet ganz zaghaft ihre Wirkung, es sind noch Minusgrade. Diese Kombi macht mich glücklich. Im Kopf. Und der Kopf hat mehr Macht als die Füße oder heute die Atmung. Der Kopf ruft »Hurra«, die Lunge antwortet »Hör auf!«.
Der Kopf gewinnt.
Was für ein Segen, denn wie oft habe ich das schon anders erlebt. Heute heißt es also: Kopf über Körper.

Lauf-Info: 6,99 Kilometer in 52 Minuten.

Befriedigung

Kennen Sie dieses Hochgefühl, wenn Sie ein schönes Teil geshoppt haben? Sei es etwas, auf das Sie lange gespart haben, oder ein vielleicht unvernünftiger und dennoch gut gemachter Spontankauf? Wobei, das müssen wir natürlich relativieren. Ich hatte auf jeden Fall auch schon Phasen, viiiiele Phasen in meinem Leben, in denen Shoppen mit großem Frust belegt war. Weil nur noch die Dinge infrage kamen, die passten, und nicht die, die mir gefielen.
Wir gehen jetzt aber mal vom Besten aus: Sie haben ein bestimmtes Teil gesucht, gefunden, anprobiert, für gut befunden und gekauft! Wie fühlen Sie sich? Ein simples »gut« reicht mir nicht.
Was genau stellen sich für Gefühle ein?
Ist es eine Art Glücksgefühl?
Empfinden Sie Befriedigung?
Die Wissenschaft zumindest (und ich auch) bestätigt dieses Gefühl, denn Shoppen bringt unser Belohnungszentrum zum Leuchten. Bei Schnäppchen gar zum Strahlen.
Ich liebe dieses Gefühl. Diesen »Ich hab mir was Gutes getan«-Moment.
Diesen Moment hatte ich auch lange Zeit beim Essen. Damals jedoch leider nicht nach einem frischen Salat, sondern nach M&Ms. »Sich was Gutes tun« nach einem stressigen Tag. Ohne zu reflektieren, dass das nichts Gutes ist.
Beim Shoppen ist es das Kleid beziehungsweise das Besitzen desselben, das unser Belohnungszentrum triggert, bei den M&Ms der Zucker. Und beides verlangt nach mehr. Das eine macht

arm, das andere dick. Beides doof! Und ist auf Dauer weder befriedigend noch erfüllend.
Dabei wollen wir doch eigentlich genau das hier: ein gesundes, glückliches und erfülltes Leben. Nur dass wir es mit dieser Art von Belohnung nicht langfristig erreichen.

Und jetzt, meine Damen, kommt die gute Nachricht. Eine, die ich nie für möglich gehalten hätte und die definitiv in die Reihe »Was alles besser wird« gehört. Sie bekommen diese Art von Glücksgefühlen, dieses Hoch, die Befriedigung beim Laufen.
Ich möchte sogar so weit gehen und sagen: Seitdem ich laufe, gehe ich viel (!!) weniger shoppen.
Das, was wir in Artikeln diverser Frauenzeitschriften schon oft gelesen haben, durfte (oder darf) ich im wahrsten Sinne des Wortes am eigenen Leib erfahren: Sport lässt unseren Körper Glückgefühle ausschütten! Und zwar richtig viele und vor allem bleibende! Denn während ich nach dem Shoppen zu Hause schon leider viel zu oft dachte, »Ach, Mist, so was Ähnliches hab ich ja schon!«, gefolgt von dem wirklich doofen Gefühl, gerade Geld aus dem Fenster geworfen zu haben, halten sich die Glücksgefühle nach dem Laufen.
Denn: Ich habe etwas Gesundes für mich getan.
Es hat kein Geld gekostet.
Und langfristig wird es sogar dazu führen, dass ich im eigenen Kleiderschrank wieder shoppen kann!
Das habe ich ganz allein herbeigeführt, und das kann ich jederzeit wieder haben!
Um es auf den Punkt zu bringen, meine Damen: Laufen ist so mega wie shoppen! Und gesünder noch dazu! Und billiger ohnehin!

Gedankenexperiment

Spinnen wir dieses Gedankenexperiment einmal weiter ...
Angenommen, ich wäre nicht die Einzige, die das so empfindet.
Angenommen, wir würden die Befriedigung im Sport finden statt im Konsum.
Dann würde doch ein weltweiter Konsumrückgang in Gang gesetzt.
Man könnte Ressourcen sparen.
Sich auf das besinnen, was wir haben.
Nur mal angenommen ...
Gepaart mit der Tatsache, dass Laufen nachweislich gesünder macht.
Wenn wir das weiterspinnen, würde es dann nicht bedeuten, dass Laufen die Welt ein Stück besser macht?
Ich überlasse es Ihnen, wie Sie das sehen.

Fein gemacht!

»Das hast du fein gemacht. Schau her, ein Leckerchen!«
So weit ist Hundeerziehung gar nicht von menschlichen Belohnungsmustern entfernt.
Überall wird mit Belohnungen gearbeitet. Immer.
Treuekarten im Handel belohnen Sie mit dem zehnten Teil gratis.
Hundert gesammelte Münzen bei Super Mario münden zur Belohnung in einem Extra-Leben.
Wenn die Klasse besonders gut mitmacht, gibt es zur Belohnung ein Hausaufgabenfrei.
Wenn Sie einen Kunden gewonnen haben, gibt's zur Belohnung Provision.
Haben Sie zwei Konfektionsgrößen verloren, kaufen Sie sich zur Belohnung eine Jeans.
An jeder Ecke warten Belohnungen auf uns.
Mit der einen werden intrinsische Motive angesprochen, mit der anderen extrinsische.
Sie haben in der Hand, wie *Sie sich* belohnen wollen.
Wenn Sie sich bisher mit einem Kuchenstück fürs Joggen belohnt haben, dann können Sie das natürlich auch weiterhin tun.
Für den Start ist es vielleicht sogar sinnvoll, sich kurzfristige Belohnungen zuzuführen.
Denken Sie nur immer daran: Ihr Belohnungszentrum im Hirn wird dadurch getriggert. Es will davon immer mehr!
Die Frage ist also, wovon:
vom Laufen oder vom Kuchen?
Von Bewegung oder Zucker?
Langfristig können wir es schaffen, dass es das Laufen wird.

Was wäre, wenn die Bewegung Ihre Belohnung wäre?
Dann wäre es so:

> *Für einen stressigen Tag belohne ich mich
> mit einer Walking-/Jogging-Runde.*

Diese Umpolung ist ein Prozess, und ich möchte Ihnen dringend ans Herz legen, nicht zu streng mit sich zu sein.
»Langsam anfangen, langsam laufen und langsam steigern« bezieht sich nicht nur auf die Bewegung, die in Ihren Beinen stattfindet.

Lauftagebuch zum Halbmarathon – März 2022

Live-Laufgedanken:
März, Dienstagvormittag, Sonne und minus 2 Grad.
Es ist mein fünfter Lauf, seitdem ich wieder eingestiegen bin. Ich habe mich langsam gesteigert und die eine Stunde am Stück als nächstes Ziel vor Augen. Nicht um schlanker, schneller oder leistungsfähiger zu werden, sondern weil ich a) weiß, dass ich das kann, und b) weiß, was bei einer Stunde im Körper passiert. Es macht für mich nämlich einen sehr großen Unterschied, ob ich unter einer Stunde laufe oder eine Stunde und darüber, wie ich die Monate zuvor erlebt habe. Einmal im Körper, aber auch, und das vor allem, im Kopf. Als ob ab Minute 50 ein Knoten platzt, der die Gedanken zum Strudeln bringt.
Als ob man wieder Lust auf alles, das Leben, die Arbeit, eben alles bekommt.

Dass ich heute aber die eine Stunde schon schaffe, glaube ich nicht.
Weil mir die 52 Minuten von vor drei Tagen noch ein bisschen in den Beinen hängen und acht Minuten eben acht Minuten sind.
Ich laufe allein, dieses Mal mit Kopfhörern. Und auf den Ohren habe ich einen Podcast (»Sie läuft. Er rennt.«) zum Thema Laufen. Die beiden Journalisten, sie und er, erzählen von all den körperlichen Vorteilen, die sich bereits nach wenigen Tagen und Wochen des regelmäßigen Laufens einstellen. Sie versuchen, Anfänger davon zu »überzeugen«, einfach loszulaufen.
Und während ich ihnen so zuhöre, denke ich motiviert, »Ja, das

muss ich auch mal versuchen!«, kurz bevor ich registriere, dass ich selbst eine Läuferin *bin*. Und offenbar auch gar nicht mehr eine sooo große Anfängerin.

Das Glücksgefühl, das sich dann einstellt, trägt mich spielend zu der einen Stunde. Ohne Schmerzen, ohne »Ich mag nicht mehr«, stattdessen mit purer Freude, tatsächlich im Club der Läuferinnen angekommen zu sein.

Lauf-Info: 7,8 Kilometer in 1 Stunde.

Musik ist Trumpf – ist Musik Trumpf?

Es ist die Gretchenfrage: mit oder ohne Musik laufen?
Ruhe genießen oder sich von der Musik pushen lassen?
Meine Antwort: mal so, mal so.
Es gibt keinen Grund, sich hier festzulegen.
Probieren Sie alles aus!
Ich bin schon mit Musik über meine Grenzen gegangen, und ich habe die Musik nach ein paar Minuten wieder ausgemacht, weil sie mich genervt hat.
Ich habe ein so spannendes Hörbuch gehört (den Klassiker »Die Pest«), dass ich eine halbe Stunde drangehängt habe, weil es mich so gefesselt hat.
Ich habe sowohl schon Tränen bei »Fest & Flauschig« gelacht als auch die beiden Jungs genervt vom Ohr genommen.
Ich fing bei dem völlig verkitschten Lied »Fang das Licht« von Karel Gott an zu weinen, und bei Lady Gaga habe ich gedanklich meine Show geschrieben.
Ich habe mich im Herbst dank meiner gleichmäßigen Laub-Schritte, die ich mit Musik nicht wahrgenommen hätte, in eine Art Meditation gelaufen, und ich habe herausgefunden, dass Gregor Meyle eine Stimme hat, die mich auf einen anderen Planeten zaubert.
Also: mal so, mal so.
Das Einzige, was es aus meiner Sicht zu beachten gilt: Passen Sie zu Beginn darauf auf, dass die Musik Sie nicht zu schnell laufen lässt. Das passiert nämlich gern, wenn man sich von ihr den Rhythmus vorgeben lässt, man hoch motiviert losläuft und dabei nicht bemerkt, dass man viel zu schnell ist.

Denn noch mal: langsam starten, langsam laufen, langsam steigern!
Apropos, wie läuft es denn bei Ihnen, liebe Ladys? Sind Sie noch dabei?

Nur als leisen Hinweis, was man sich sonst noch gut auf die Ohren legen kann: Dieses Buch gibt es auch als Hörbuch.

Und täglich grüßt die Routine ...

Der Mensch ist ein Gewohnheitstier. Und die allermeisten Entscheidungen am Tag – nicht nur zum Essen – treffen wir eben aus reiner Routine. Wir sprachen schon im Kapitel »Gewohnheit schaffen« darüber. Darum ist es sehr hilfreich, wenn wir uns gute und gesunde Routinen aneignen, die keine Entscheidungen mehr von uns abverlangen, sondern reines Tun.

An dieser Stelle möchte ich Ihnen einfach von vier meiner vielen Routinen berichten, die ich schon vor meinem ersten Termin am Morgen erledige und von denen ich mir einbilde, dass sie mir helfen, fit, motiviert und kreativ durch den Tag zu gehen.

Wasser trinken

Ja, ich gebe zu, der Tipp ist weder originell noch neu. Trotzdem, so aus reiner Routine, schreibe ich ihn als Punkt No. 1 auf.

Das Allerallerallererste, was ich am Morgen mache, noch vor dem Zähneputzen, ist, zwei große Gläser Wasser zu trinken. Das ist dann schon mehr als ein halber Liter. Den brauche ich auch, um meine wenigen, aber gut dosierten Nahrungsergänzungsmittel einzunehmen, zu denen wir gleich noch kommen.

Ich trinke das Wasser meist lauwarm, manchmal aber auch kalt und manchmal auch mit einem Spritzer Zitrone.

Nun bin ich in der Eifel furchtbar wasserverwöhnt. Sie glauben nicht, was für ein Juwel hier durch die Leitungen fließt. Ich kaufe fast nichts an Getränken ein, weil es bei uns immer nur (herrliches) stilles Wasser gibt. Wenn ich unterwegs bin und in Hotels wach werde, sorge ich vor. Da kaufe ich mir dann stilles Wasser,

damit auch dann meine erste Amtshandlung durchgeführt werden kann. Immer. Jeden Tag.
Es bleibt natürlich nicht bei den zwei Gläsern am Morgen. Ich komme auf mindestens drei, eher vier Liter stilles Wasser am Tag. An Tagen nach langen Läufen entsprechend mehr.

Nahrungsergänzungsmittel einnehmen

Nach allem, was ich gelesen und gehört habe, kommt auch eine ausgewogene, gesunde Ernährung an ihre Grenzen. Was nicht bedeutet, dass wir uns (damit meine ich uns hier in Deutschland als gut aufgestelltem Land) in einem Mangelernährungszustand befänden. Aber hie und da ein paar Vitamine unterstützend einzunehmen, ist zumindest nach meiner Erfahrung durchaus sinnvoll.
Vitamin D nehme ich, als ehemalige Brustkrebspatientin, schon seit Jahren. In einer Dosis, die Sie nicht in der Drogerie, sondern auf (Privat-)Rezept bekommen, nämlich: 20 000 i. E. die Woche. Im Winter sogar manchmal mehr.
Vitamin D ist vor allem an Stoffwechselprozessen rund um den Knochenbau beteiligt, und einen Mangel spüren Sie in Abgeschlagenheit und Müdigkeit, bis hin zu Haarausfall. Und auch mit dieser hohen Gabe, die ich ab und an mit Vitamin K zur besseren Aufnahme unterstütze, ist mein Vitamin-D-Spiegel nicht ausnehmend hoch, sondern im gesunden Normbereich.
Ich nehme Vitamin D unabhängig vom Laufen, ebenso wie ich mir Omega-3-Fettsäuren, Zink und insbesondere im Winter Vitamin C zuführe.
All diese Vitamine und Fettsäuren dienen unter anderem der Immunabwehr und natürlich zur Stärkung des Immunsystems. Außerdem lassen sie Entzündungsprozesse im Körper besser abheilen.

Sehr gute Erfahrungen mache ich außerdem mit Kollagen. Ich meine, dass sich mein Hautbild davon verbessert hat.
Zu den intensiven Trainingszeiten in Vorbereitung auf den Halbmarathon habe ich außerdem Magnesium und Kalcium eingenommen. Diese beiden Mineralstoffe sind an unzähligen Prozessen im Körper beteiligt und spielen im Energiestoffwechsel eine wichtige Rolle.

An dieser Stelle möchte ich Sie, liebe Damen, noch einmal auf meinen Laienstatus aufmerksam machen. Die Tipps, die Sie hier lesen, ersetzen natürlich keine medizinische Beratung.

Das sind die »Wundermittelchen«, die ich für mich gefunden habe, und da ist bestimmt noch Luft nach oben. Da ich aber nicht blind Präparate zu mir nehmen will, ohne vorher eine Diagnostik gemacht zu haben, bleibt es dabei. Für mich ist Laufen ein Hobby und kein Job. Ich, aber das ist meine Sicht der Dinge, mag wegen eines Hobbys keinen Gang zum Arzt unternehmen und eine Diagnostik in Auftrag geben. Habe ich alles schon zur Genüge hinter mir, wenn auch in einem völlig anderen Zusammenhang. Mir geht es beim Laufen so gut, dass ich fest davon überzeugt bin, in keinen Mangel zu rennen. Sollte sich das einmal ändern, würde ich noch mal genauer hinschauen.

Frisch gemahlenen Kaffee aufkochen

Das ist ein Ritual, welches ich vom Liebsten übernommen habe. Es gibt morgens eine frisch gemahlene und aufgebrühte Tasse Kaffee. Seitdem ich so viel laufe, hat sich mein Kaffeedurst fast vollständig nach unten hin reguliert. Aber diese eine Tasse und meinen halben Liter Wasser, die gibt es immer vor einem Lauf.

Stretchen

Das mache ich jeden Morgen, ebenfalls unabhängig vom Laufen, weil es mir einfach guttut. Die Schulter zwang mich zu Beginn dazu, weil ich mich morgens wie gerädert fühlte und nur so wieder »weich« wurde. Und seitdem gehört eine 20-minütige Stretcheinheit zu meinem Start in den Tag. Nur an den Lauftagen stretche ich *nach* dem Training. Nach dem Ausgehen und vor dem Duschen. Das dauert dann vielleicht sieben Minuten und rundet für mich das Training schön ab.
Ich weiß, dass dieses Thema unter Läufern sehr umstritten ist. Wann soll gestretcht werden: vor dem Lauf? Nach dem Warm-up? Nach dem Lauf? Bringt das überhaupt was? Ich bin vermutlich viel zu sehr Hobby-Laien-Läuferin, als dass ich mich an dieser Diskussion beteiligen könnte oder gar einen Unterschied an meiner Leistung feststellen würde. Mir geht es dabei auch gar nicht um eine verbesserte Leistung, sondern um ein besseres Leben. Von daher sind diese Nuancen für mich gänzlich unerheblich.

Don't judge!

Sind Sie schon in Bewegung?
Wenn nicht: Was braucht es dafür? Was fehlt Ihnen noch?
Und wenn ja: Wie geht es Ihnen damit? Was ist alles schon besser geworden? Kopfschmerzen? Müdigkeit? Abgeschlagenheit?
Ich möchte Ihnen an dieser Stelle gern noch mal jeglichen Druck nehmen. Es geht hier nicht um höher, schneller, weiter. Es geht einzig und allein ums Tun.
Jeder Schritt, den Sie machen, ist einer mehr als der, den Sie nicht gemacht haben.
Jeden Schritt haben Sie im Sack! Den nimmt Ihnen keiner mehr weg.

Sie wissen doch, wie doof es ist, beurteilt zu werden? Darüber haben wir in all den anderen Büchern auch schon gesprochen.
Das gilt auch für Ihren Lauf. Bewerten Sie nicht!
Nehmen Sie ihn an und jubeln Sie!
Ob Sie mal fünf Minuten nur gegangen oder an einem Schaufenster stehen geblieben sind oder ob Sie zwischendurch einfach keine Lust mehr hatten ...
Sie sind trotzdem gelaufen.
Sie haben sich bewegt. Alles andere ist Nebensache!
Lassen Sie uns gemeinsam nach jedem Lauf jubeln!
Oder, halt, stopp: Lassen Sie uns am besten schon *währenddessen* jubeln!

Die Macht des Lächelns

Sie finden, das klingt verrückt? Also, dass Sie während des Laufens schon jubeln sollen? Ist es nicht. Und wenn Sie nicht laut jubeln wollen, dann lächeln Sie!
Über die Wirkung des Lächelns weiß die sogenannte Gelotologie mittlerweile sehr viel. Während man früher der Ansicht war, dass glückliche Menschen lächeln, weiß man heute, dass dies auch andersherum funktioniert: Lächeln Sie, und Sie werden glücklich!
Wichtig dabei: Es muss von Ihnen kommen. In dem Moment, in dem Sie dazu »gezwungen« werden, sei es vom Chef, »Lächeln Sie doch mal!«, oder in der Erziehung, erreicht unser Lächeln diese Wirkung nicht.
In einem meiner Vorgängerbücher bin ich auf die Chance des Lächelns schon ausführlich eingegangen.
Und wissen Sie was? Auch die absoluten Top-Läufer wenden es regelmäßig an. Wenn Sie hoch trainierte Marathonläufer, beispielsweise aus Kenia, schon mal auf dem letzten Kilometer im TV beobachtet haben, dann ist Ihnen vielleicht ihr Lächeln aufgefallen.
Dass man bei Kilometer 41 mitunter nicht mehr so richtig freudestrahlend unterwegs ist, erschließt sich mir nur allzu gut, daher nahm ich lange an, dieses »Lächeln« sei eine Art Krampf im Dehydrierungszustand.
Ist es nicht. Diese Top-Läufer kennen die heilbringende und grundpositive Wirkung des Lächelns und nutzen sie für sich, um auch tatsächlich ein paar Sekunden schneller zu werden.
Und da ein Lächeln bekanntermaßen nichts kostet, noch nicht mal eine echte Anstrengung, habe ich mir einfach angewöhnt,

an den für mich schwierigsten Stellen während des Laufens zu lächeln.

Manchmal spüre ich einen Effekt, manchmal nicht. Aber es ist das, was ich in der Hand beziehungsweise im Mundwinkel habe, also: wird's gemacht!

ICH BIN EINE LÄUFERIN

»Komm, wir gehen noch 'ne Runde laufen!«
»Hast du mal rausgeguckt?«, entgegnet der Liebste leicht irritiert.
»Ja, aber mehr als nass werden können wir nicht, und duschen müssen wir danach eh.« Ja, meine Damen, das waren *meine* Worte. Ich kann es selbst kaum glauben, während ich es hier schreibe.
»Okay, von mir aus immer gern!«
Es ist großartig, einen Partner an seiner Seite zu haben, den man nie überreden muss. Denn ich gebe ehrlich zu, ob ich allein bei dem Wetter losgelaufen wäre, weiß ich nicht. Regen macht mir nichts aus. Gar nichts. Auch nicht mehr, im Regen loszulaufen. Aber das war kein Regen, das waren Sturzbäche, und man musste eigentlich minütlich damit rechnen, dass Noah auf seiner Arche vorbeischippert und »Abfaaaaaaahrt!« ruft. Dazu war es kalt, und es stürmte. Also eigentlich ein Wetter, bei dem man sich unter die Decke verkrümeln möchte. Das können Sie ja auch machen! Aber gern nach dem Laufen. Was meinen Sie, wie gemütlich es *dann* unter der Decke ist!

Zugegeben, wenn ich einen Partner hätte, der mir einen Vogel gezeigt hätte, wäre ich in diesem Fall bestimmt nicht allein losgejoggt. Aber so zogen wir zwei die Schuhe an, verzichteten auf Regenkleidung jeglicher Art, denn die hätte dem Wetter garantiert nicht standgehalten, und liefen bei drei Grad, Regen und Sturm los.
Auf einer normalerweise stark frequentierten Joggingstrecke kamen uns nur eine Handvoll Hardcore-Läufer und -Läuferinnen

entgegen. Natürlich kann ich nicht von der Hand weisen, dass ich mich rein intuitiv immer kurz mit den anderen Läuferinnen vergleiche. Ohne Neid geschweige denn Missgunst, möchte ich explizit dazuschreiben.
Mein reiner Faktencheck fällt meist zu meinen Ungunsten aus: Ich bin immer langsamer.
Ich sehe auch längst nicht so sportlich aus.
Ich habe garantiert keine Läuferbeine.
Auch nicht nach vielen Jahren des Laufens.
Ich sehe auch nicht wie eine Gazelle aus, wenn ich ein Bein vor das andere setze. Ich werde immer noch knallrot beim Laufen.
Mit anderen Worten: Ich sehe nicht so aus wie meine Läufer-Kolleginnen.

An diesem Tag, bei diesem Wetter, wurde mir aber auf einmal klar: Das ist doch völlig wurscht! Ey, du hast freiwillig bei diesem Wetter deine Laufsachen angezogen!
Mehr noch: Es war dein freier Wille und sogar deine Idee, bei diesem Wetter draußen zu laufen. Also, wenn du keine Läuferin bist, wer denn dann?
Und nach diesem Run, von dem ich Ihnen weder sagen kann, wie lang noch wie weit er war, weiß ich, dass ich mich erstmals als Läuferin gesehen habe. Ich bin eine Läuferin!

Mit 30 Jahren Verspätung hat sich der Sport in meiner DNA verfestigt.
Habe ich Ihnen in all den anderen Büchern geschrieben, dass der Sport und ich nie Freunde geworden sind, so ist das in Buch Nummer acht die Konsequenz nach vielen Jahren des MACHENS. Des einfach Immer-weiter-Machens. Die ersten Jahre von mir aus auch ohne Spaß, dafür mit Konsequenz und der letztendlichen Erleuchtung: Ich bin eine Läuferin.
Da bekomme ich doch glatt Gänsehaut beim Schreiben.
Und wirklich, meine Damen, ich meine, Sie kennen mich jetzt

schon ein paar Jahre. Wir haben eine besondere Beziehung zueinander. Wir kennen uns, obwohl wir uns nicht kennen.
Und auch, wenn es wie eine Floskel klingt, es ist keine: Wenn ich das schaffe, schaffen Sie das erst recht!

Lauftagebuch zum Halbmarathon – April 2022

Immer noch mit Schulter-Aua.
Immer noch mit Allergie.

Heute kann ich nicht.
Heute geht es nicht.
Ich bin so schlapp.
Es gibt aber eigentlich keinen Grund, schlapp zu sein.
Mein letzter Lauf waren zehn Kilometer, und das ist drei Tage her.
Das reicht an Regeneration.
Während ich mich selbst bemitleide, schnüre ich die Schuhe zu.
Es wird bestimmt besser beim Laufen.

Los geht's.
Erster Anstieg.
Alles Aua! Dolle Aua! Und heute schmerzt es in den Fußgelenken. Also gut, »schmerzen« ist übertrieben, aber sie sind aua.
Die haben noch nie wehgetan.
Du machst bestimmt zu viel. Vielleicht solltest du aufhören.
Erste Anhöhe geschafft.
Jetzt wird es erfahrungsgemäß immer besser.
Aber heute nicht.
Auch die Atmung ist schwer.
Vielleicht sollte ich aufhören.
Ich spüre die Uhr am Handgelenk brummen. Das war der erste Kilometer.
Okay, einen versuche ich noch.

Wird bestimmt besser. Muss ja.
Ich mache mir ein Hörbuch an. Mache ich ab und zu gern, so zur Abwechslung. Ich höre Edgar Selge, »Hast du uns endlich gefunden«.
Bei Kilometer vier merke ich, dass es besser ist. Aber die Lust am Laufen bleibt heute aus.
Bis zum Schluss. Ich beende die Runde. Aber nicht frühzeitig, sondern weil ich zu Hause bin.
Erkenntnis des Tages: Ich bin ohne Lust, ohne Motivation, dafür mit einem fünf Meter großen Schweinehund und Aua-Füßen gelaufen. Warum? Weil ich es kann!

Nach diesem lustlosen und dennoch absolvierten Lauf stellt sich die Zufriedenheit etwa vier Stunden später ein. Es braucht vier Stunden, bis das Glücksgefühl kommt, aber es kommt! Und es bleibt den ganzen Tag.

Die erlaufene Stadt

Laut einer Studie wählen 40,1 Prozent der Menschen im Alter zwischen 18 und 33 Jahren ihren Urlaub danach aus, ob er gute Fotos für ihren Insta-Account hergibt. Und diese Studie ist schon wieder drei Jahre alt. Vermutlich hat sich die Zahl ein bisschen nach oben hin korrigiert.
Über die Motive möchte ich an dieser Stelle mit Ihnen gar nicht reden, da mag es viele Gründe geben, und nicht alle müssen oberflächlicher Natur sein. Ich möchte Ihnen nur von meiner Erfahrung berichten, und vielleicht haben Sie schon eine ähnliche gemacht.

Wenn wir an unserem langersehnten, instagramtauglichen Reiseziel angekommen sind, verbringen wir womöglich einiges an Zeit damit, Erinnerungsfotos für vielleicht auch diese Plattform zu machen. 1990 waren wir noch mit der analogen Kamera unterwegs, heute eben mit dem Handy. Wir schauen uns die Sehenswürdigkeiten durch ein Display an.
Böse gesagt: Das könnten wir auch von zu Hause aus (und tun es).
Also, dafür muss ich nicht wegfliegen. Um mir Sehenswürdigkeiten auf diese Weise anzuschauen, reicht streng genommen ein schöner Bildband. Da muss ich mich nicht mal in die Schlange stellen oder über Köpfe hinweg schauen.
Ich will dieses »Erinnerungen-Festhalten« (für wen auch immer) weder verurteilen noch ganz von mir schieben, denn ich mache ja auch jede Menge Fotos. Aber ich möchte Ihnen jetzt gern von einer für mich neuen Art des Städtetrips berichten.

Es begann am Gardasee, in Sirmione, um genau zu sein. Eine absolute Touristenhochburg. Ich habe mir die Stadt, oder besser gesagt, die ganze Region, *erlaufen.* Und habe sie durch das Joggen ganz anders wahrgenommen.
Um sieben Uhr morgens, als die Geschäftsleute ihre Rollläden langsam hochzogen, als die kleinen Gassen die Spuren der letzten Nacht hinter sich ließen, als Einheimische sich auf den Weg zur Arbeit machten, da lief ich los. Diese Stimmung pur aufzusaugen war etwas ganz anderes, als sich am Mittag mit Touristen durch eine Stadt zu schieben.
Ich konnte nicht ständig das Handy zücken, weil es mich aus dem Trott gebracht hätte.
Ich erlief mir einen Gesamtüberblick und entdeckte Dinge, die ich mir später am Tag noch mal in Ruhe anschauen würde.
In stark überlaufenen, touristisch sehr erschlossenen Metropolen habe ich mir auf diese Weise die schönsten Gassen, coolsten Geschäfte und Geheimtipps-Restaurants erlaufen. Vor- und Nachteil zugleich: Ich gehe natürlich so verschwitzt in kein Geschäft und probiere ein Kleid an. Oftmals habe ich auch ein Geschäft, das mir beim Dranvorbeilaufen sehr gefiel, später nie mehr wiedergefunden. So blieb das Kleid leider am Gardasee.

Es hat etwas Echtes, Pures und Bleibendes.
»Weißt du noch, wie wir da entlanggelaufen sind?«, schafft eine andere Art der Erinnerung für mich als, »Das haben wir doch vom Bus aus gesehen« oder »Hier haben wir doch das Foto gemacht«.
Es hat nichts mehr von diesem Sehenswürdigkeiten-abklappern- oder Instagramtaugliche-Fotos-schießen-Modus, sondern wird zu etwas viel Intimerem und nebenbei auch etwas sehr Gesundem.

Willkommen auf der hellen Seite!

Wenn Sie die ersten Tage und Wochen durchgezogen haben, ob jetzt joggend oder walkend, dann haben Sie vielleicht schon einen anderen Blick auf Ihr Leben gewonnen. Auf die Welt. Und auf Ihre Mitmenschen.
Der Anteil von Menschen, die schon (oder gerade) am Morgen blass, müde, antriebslos und ohne Elan sind, ist nicht gering.
Die am Montag auf den Freitag hoffen oder wenigstens das Bergfest herbeiwünschen, bevor der »kleine« Freitag wieder vor der Türe steht.
Menschen, die gleich zu Beginn des Tages offenbar schlecht gelaunt sind.
Menschen, die eigentlich nur ihre Ruhe haben wollen.
Denen ein »Guten Morgen« ebenso wenig über die Lippen kommt wie ein Lächeln.
Sie und ich müssen niemanden bekehren.
Sie dürfen aber wahrnehmen, dass Sie, dank des Laufens, so nicht (mehr?) sind!
Sie sind jetzt auf der hellen Seite.
Auf der Elan-Seite.
Weil Sie schon gelaufen sind.
Sie haben sich bewegt, haben das schlechte Gewissen an den Nagel gehängt, die Natur und frische Luft genossen und freuen sich des Lebens!

Geheimtipps

Vermutlich hat jeder Läufer und jede Läuferin ein paar Vorlieben. Ein paar Dinge, bei denen er/sie für sich beobachtet hat, dass sie gut funktionieren. Nennen wir sie »Geheimtipps«, weil es geheimnisvoller klingt und den Eindruck erweckt, als gäbe es den Heiligen Gral des Laufens.
Den gibt es nicht, aber auch ich habe für mich ein paar Dinge herausgefunden, die mir einfach helfen. Nicht unbedingt nur auf das Laufen bezogen, sondern für mein persönliches Wohlbefinden. Je »wohler« es mir aber geht, desto lieber steige ich auch in die Schuhe. Ein immerwährender, positiver Kreislauf. Und daher möchte ich meine Geheimtipps an dieser Stelle gern mit Ihnen teilen und Sie dazu einladen, auch Ihre eigene Liste mit Geheimtipps anzufertigen.

Frühstück

Lasse ich weg.
Grundsätzlich. Und beim Laufen sowieso.
Ich laufe also immer auf nüchternen Magen.
Und natürlich habe ich es auch nach dem Frühstück schon ausprobiert. Meine Leistungskurve fällt dann ins Erdgeschoss, und an Arbeit, geschweige denn ans Laufen, ist nicht zu denken. Das ist unabhängig davon, was ich esse. Auch die gesündeste Bowl mit den abgefahrensten Chiasamen macht mich nicht fit, sondern müde. Und nach einem opulenten Frühstück können Sie live dabei zuschauen, wie ich beim Laufen wieder einschlafe. Ich komme mir dann einfach vor wie der Wolf aus »Der Wolf und

die sieben jungen Geißlein«, dem man Wackersteine in den Bauch gestopft hat.
Einzig diese Kombination, aber nur bei Langstrecken, ist für mich gut machbar: frühes Frühstück aus einer Tasse Kaffee, Wasser und einem Toast mit Honig und dann eine Stunde warten.
Eine Lösung, die für mich nur am Wochenende funktioniert, weil mir das unterhalb der Woche zu spät wäre.
Mit anderen Worten: Ich laufe zu 99,9 Prozent nüchtern.
Aber ich weiß, dass sich an diesem Punkt die Geister scheiden.
Daher: Probieren Sie es für sich aus!
Das Gute am Nüchternlaufen ist: Bis ich das erste Mal esse, ist es meist zwölf Uhr. Denn nach dem Laufen verspüre ich noch sehr lange keinen Hunger. Ich bilde mir einfach ein, dass der Körper lernt, so an seine Reserven zu gehen. Und Reserven, liebe Ladys, davon habe ich noch genug!

Trinken

Das haben wir schon besprochen, ich möchte es trotzdem noch mal unter den Geheimtipps auflisten, damit Sie es ja nicht vergessen.
Trinken Sie viel Wasser. Entweder pur oder mit Zitrone oder Minze. Im Winter auch gern Tee. Ebenfalls literweise.
Komme ich an einem Tag nicht auf meine Trinkmenge, so sehe ich das sofort an meiner Haut. Trinke ich genug, ist sie praller und sieht insgesamt »ausgeschlafener« aus, und, lachen Sie nicht, das Make-up hält dann auch besser.
Bei Strecken über einer Stunde nehme ich mir etwas zu trinken mit (Sie erinnern sich: in meinem schicken Laufgürtel!).
Achten Sie beim Trinken während des Laufens darauf, dass Sie kleine Schlucke zu sich nehmen. Ich bevorzuge auch hier stilles Wasser. Es gibt spezielle Läufer-Gels für unterwegs. Ich habe sie einmal probiert, mir sind sie viel zu süß, und die Konsistenz

empfinde ich als fragwürdig. Zudem laufe ich in einer Intensität, bei der ich mit reinem Wasser ohne Elektrolyte gut aufgestellt bin.
Noch wichtiger als das Trinken *während* des Laufens ist das Trinken *danach*. Besonders an Tagen, an denen ich weit über zehn Kilometer laufe, bedarf es viel Flüssigkeit über den Rest des Tages. Alle zehn Minuten ein Glas muss es dann für die nächsten zwei Stunden schon sein. So entkomme ich dem Leistungstief und bin den ganzen Tag über fit.

Kältekammer

Eine gute Freundin gab mir diesen Tipp zur Heilung meiner Schulter, Kältekammern werden vor allem von Sportprofis zur Regeneration genutzt. Diese Kammern sehen aus wie eine Dusche, aber es kommt nur kalte Luft heraus. Sehr kalte Luft. Um genau zu sein, minus 96 Grad Celsius. Mit Unterwäsche, Handschuhen und sehr lauter Musik ertrage ich die knappen fünf Minuten sehr gut.
Ich habe nicht nur gute Erfahrungen für den Heilungsprozess des Knochenbruches gemacht, sondern auch für das allgemeine Wohlbefinden.
Nachteil: Die Sitzungen sind teuer!

Schlafen

Ich gehe früh schlafen.
Meine Tage enden, wenn ich keinen Auftritt habe, um 22 Uhr. Den Wecker höre ich dafür dementsprechend früh am Morgen. Ich möchte Sie nicht dazu ermutigen, auch so früh schlafen zu gehen, keine Sorge! Ich möchte Ihnen nur die Wichtigkeit des Schlafens vor Augen führen. Es ist die Zeit, in der Ihr Körper in

Ruhe alles reparieren kann. So stelle ich mir das zumindest vor. Und je besser ich schlafe, desto besser können die Arbeiten verlaufen. Ich gönne mir sieben bis acht Stunden Schlaf, natürlich mit vielen Ausnahmen.
Je mehr ich laufe, desto besser schlafe ich.
An Tagen mit langen Läufen nehme ich kurz vor dem Schlafengehen noch etwas Magnesium ein, zur Reparaturarbeitsunterstützung.

Mit der Angst

Ich laufe der Angst nicht davon. So viel Kondition habe ich gar nicht. Ich nehme sie mit und rede mit ihr im Wald. Wir gucken dann zusammen, wo sie herkommt, ob es einen faktischen Grund für sie gibt oder ob sie einfach mal wieder an der Reihe ist, sich zu zeigen.
Kein Mittel hat mir langfristig so sehr geholfen, mit der Angst umzugehen, wie das Laufen. Das Bewegen und das Spüren meiner Beine erinnern mich stets daran: Es ist alles gut! Du läufst! Du bist nicht in Lebensgefahr!
Manchmal lässt mich die Angst auch schneller werden, und manchmal zwingt sie mich gar zum Walken, weil sie mir die Kraft nimmt.
Nach einem Lauf ist es immer, ich wiederhole: immer! besser.
Und durch das tägliche Bewegen bekommt meine Angst einen natürlichen Freilauf, der richtig schlimme Attacken zu fast 100 Prozent verhindert.

Kalte Dusche

Nach dem Laufen und dem Ausschwitzen gibt es für mich nichts Besseres als eine kalte Dusche. Insbesondere dann, wenn die Haare nicht gewaschen werden müssen. An manchen Tagen ist es ausschließlich kaltes Wasser, mit dem ich dusche, an anderen Tagen eine Wechseldusche. Beides hilft mir, nebenbei bemerkt, ganz fantastisch gegen die Wechseljahresbeschwerden. Wie das Laufen im Übrigen auch.
Versuchen Sie es mit der Dusche so, wie es für Sie passt und es sich gut anfühlt.
Es ist der absolute Frische-Kick, und danach kann der Tag so richtig losgehen!

Singen und tanzen

Laufen ist keine ernste Angelegenheit. Sie sollen Spaß haben! Und wenn Sie sich eine schöne Playlist auf die Ohren legen und Ihnen nach Singen und Tanzen ist, dann machen Sie es! Ich tue das regelmäßig und habe schon ernsthaft darüber nachgedacht, ob ich die Sportart »Musical-Dancing« ins Leben rufe. Natürlich singe und tanze ich nicht an der Alster, wo ich vermutlich wegen Erregung öffentlichen Ärgernisses abgeführt werden würde.
Aber wenn ich allein bin, ja, dann kann es passieren, dass ich laut (und schief) mitsinge und auch Dance Moves einlege.
Sehen Sie das Laufen bitte nicht so verbissen, machen Sie sich locker. Es ist ein reines Hobby, mit dem es Ihnen in kürzester Zeit besser gehen wird. Und wenn Singen und Tanzen dazugehören: Go for it!

Land und Wasser

Sollten Sie jemals die Gelegenheit haben, Laufen mit Schwimmen kombinieren zu können, kann ich Ihnen nur raten, es auszuprobieren. Für mich hat das etwas Befreiendes, und die Verbindung weckt in mir außerdem Kindheitserinnerungen.
Ich lief schon auf Mallorca am Strand entlang und bin danach ins Meer gesprungen. Weil meine Unterkunft fußläufig war, bin ich morgens um sieben Uhr mit kurzer Laufhose und Top reingehüpft. Wer mag, darf und kann, gern auch nackig.
Ich bin auch schon zum Freibad gelaufen, dort geschwommen und wieder zurückgejoggt. Es fühlte sich mega an, aber nach diesem Work-out (insgesamt zwölf Kilometer Joggen und 30 Minuten Schwimmen) war ich wirklich platt.

Und zum Abschluss, liebe Damen, noch ein Tipp aus der Rubrik »Nicht nachmachen!«: Wenn Sie allein im Wald laufen, verzichten Sie bitte gern auf True-Crime-Podcasts!

Lauftagebuch zum Halbmarathon – April 2022

Frühjahr, minus zwei Grad.
Also eigentlich noch Winter. Trotzdem Frühjahr.
Ich habe einen Auftritt in Bayern. In dem wunderschönen kleinen Ort Bopfingen.
Die Laufsachen sind natürlich im Auto.
Am Morgen danach ziehe ich sie automatisch an. Vor der langen Rückfahrt zum nächsten Termin muss das einfach sein.
Boah, die Luft hier.
Irre. Kalt, klar.
Das wird ein guter Lauf!
Frisch ist es. Um nicht zu sagen kalt.
Ich laufe mich ein.
Ich rieche Kaffee.
Aus diesem kleinen, süßen Café.
Gott, sieht das gemütlich aus.
Ich kann gar nix dafür, denn das Café stellt sich mir quasi in den Weg.
Eine fremde Macht übernimmt die Kontrolle.
»Guten Morgen. Wie schön das hier ist. Bekomme ich bei Ihnen ein leckeres Frühstück?«
»Aber auf jeden Fall. Nehmen Sie Platz. Ich bringe Ihnen die Karte.«
Heute kein Laufen.
Heute ein Frühstück.

Jetzt der entscheidende Punkt:
die Selbstansprache.

Ich verzichte auf: »Du faule Nuss! Wie undiszipliniert du bist!«
Ich freue mich einfach, in ein schönes Café gestolpert zu sein, Zeit zu haben und das Frühstück zu genießen.
Morgen wird dann wieder gelaufen!

Aufrecht den Berg hoch

Mitten auf meinem *geliebten* Hassberg in der Eifel schoss es mir wie ein Geistesblitz an meinem inneren Auge vorbei. Es gab da diesen einen Tag während der akuten Therapie. Damals, im Hochsommer, als es schwer zu unterscheiden war, ob diese immerwährende Schlappheit eine Auswirkung der Hitze oder doch eine Nebenwirkung der Chemotherapie war.
Damals, als alle in den Urlaub verreisten und ich froh war, wenn ich es allein ins Bad schaffte.
Ich brachte den Müll raus.
Und ich sah mein eigenes Spiegelbild in einem geparkten Auto.
Ich erkannte mich nicht auf Anhieb, obwohl es nur logisch war, dass ich es war.
Ich erkannte mich nicht nur wegen der fehlenden Haare nicht.
Da war noch etwas anderes.
Und dieses »Andere« spiegelte sich eben auch an dem Berg in der Eifel wider.
Damals wie jetzt ging beziehungsweise lief ich wie eine eingeknickte Frau.
Als ob die Last auf den Schultern einfach zu groß wäre.
Natürlich waren es (Gott sei Dank) unterschiedliche Gründe, und dennoch fiel mir mein unaufrichtiger Lauf an dem Berg auf einmal auf.
Aufrecht geh'n.
Hat schon Mary Roos gesungen.
Ich möchte ergänzen: aufrecht laufen.
Damals, als ich mein Spiegelbild in der Autoscheibe sah, traf mich dieser Anblick wirklich hart. Denn die Körperhaltung verrät ja mitunter mehr, als man sich die Last selbst eingestehen will.

Natürlich war die Last damals schwer.
Man lernt, mit der Last umzugehen und auch den Rücken zu trainieren, sicher, aber das eigene Spiegelbild verrät es einem dann doch: Es ist eine Belastung.
So wollte ich nicht aussehen.
So wollte ich auch nicht wirken.
Und so wollte ich nicht sein.
Ich richtete mich damals auf. Innerlich, aber auch schon auf dem Weg zum Mülleimer. Äußerlich. Hob meine Schultern, streckte den Rücken durch, straffte meine Haltung.
Und soll ich Ihnen etwas sagen? Es verhält sich ähnlich wie mit dem Lächeln.
Die äußere Haltung kann auch Einfluss auf die innere haben.
Und wenn wir uns diese Erkenntnis bei unserer Körperhaltung beim Laufen vor Augen führen, dann gilt auch hier: Die aufrechte Haltung ist eine Option, die bei *mir* liegt.
Diese Gedanken schossen mir also am Berg durch den Kopf, und ganz automatisch richtete sich mein Rücken wieder auf.

Mein Hassberg ist jedes Mal eine Challenge für mich.
Es gibt auch Tage, an denen ich ihn nicht schaffe und ihn hoch*gehe*.
Wenn ich jedoch mit einer negativen Haltung, innerlich wie äußerlich, an Herausforderungen wie diese herangehe, ist deren Ausgang wohlmöglich schon vorprogrammiert. Mit dem inneren und äußeren Aufrichten ändern sich beim Laufen aber automatisch die Schrittzahl, die Herangehensweise und damit letztlich das Ergebnis.
Ich bin nach wie vor platt und aus der Puste, wenn ich oben ankomme, aber der Berg und ich, wir kommen uns von Mal zu Mal näher. Und während er ganz früher ein Moment des Scheiterns war, ist er jetzt zu einer liebevollen Herausforderung geworden – und wer weiß, vielleicht habe ich sogar irgendwann mal Spaß an ihm.

Die große Unbekannte – Part 1

Die besondere Herausforderung meiner täglichen Laufstrecke, Sie wissen es bereits, sind die Steigungen. Wie oft habe ich schon gedacht: »Auf so einer ganz ebenen Strecke, da muss es sich ja supereinfach laufen.« Vor meinem inneren Auge sah ich Best-Pace-Zeiten und eine hoch motivierte, nie außer Atem kommende Nicole.
Und welche Stadt eignet sich am besten, um diese Theorie in die Praxis umzusetzen? Richtig: Hamburg.
Beruflich verschlägt es mich recht häufig in die von mir so sehr geliebte Stadt, und die Laufsachen haben ohnehin ihren festen Platz im Koffer. Daher kam der Tag schneller, als ich dachte, und die schöne Alster wollte von mir erlaufen werden.
Die Alsterrunde in Hamburg ist 7,5 Kilometer lang und vermutlich eine der meistfrequentierten Laufstrecken in Deutschland. Während ich in der Eifel beim Laufen immer nur auf eine Handvoll Menschen treffe, und die wenigsten davon sind Läufer, eher Wanderer oder Spaziergänger, ist es an der Alster ein regelrechtes Hordenlaufen.

Zwei Dinge durfte ich hier sehr schnell lernen:
1. Anders als in der Eifel grüßt man sich nicht.
   Ich habe es die ersten Minuten noch versucht und bemerkte schnell die irritierten Blicke. Es sind die gleichen irritierten Blicke, die Sie ernten, wenn Sie in der Eifel NICHT grüßen.
2. Alles darf sein.
   Nie habe ich mehr Diversität beim Joggen erlebt als hier.

Ich sah die:
- Sehen-und-gesehen-werden-Läufer.
- Die Bestzeit-Läufer.
- Die Mit-Buggy-Läufer.
- Die Mit-Hund-Läufer.
- Die In-der-Gruppe-Läufer.
- Die quatschenden Ladys-Läuferinnen.
- Die coolen, schweigenden Läufer.
- Die Noch-telefonieren-können-Läufer.
- Die Schönen.
- Die nicht so Schönen.
- Die perfekt Gestylten.
- Die Anfänger.
- Die Im-80er-Jahre-Dress-Marathon-älteren-Herren.

Ich sah die mit Handicap und die, die es in die Wiege gelegt bekommen haben.
Und alles war so richtig.
Jeder und jede durfte sein.
Keiner oder keine wurde schräg angeguckt oder genervt überholt.
Jeder lief in seinem Tempo und mit seinem Lebensrucksack, den man ja von außen nicht sieht.

Ich empfand diese Beobachtung als nahezu philosophisch.
Wir Menschen sind zum Laufen gemacht.
Und zwar jede/r so, wie er/sie kann, will und macht.
Und ich war eine von ihnen.
Es fühlte sich großartig an, Teil dieses Hordenlaufens zu sein.
Leider war das das Einzige, was sich großartig anfühlte.
Denn entgegen meiner Erwartung, eine solch ebene Strecke sei für meine Kondition ein Klacks, gestaltete sich diese Runde zum schwersten Lauf ever. Es fühlte sich so mühselig an, dass mir zum Schluss sogar die Tränen kamen. Ich habe mich selbst bemitleidet und stellte plötzlich das Laufen überhaupt infrage.

Leider hatte ich niemanden, dem ich die Schuld hätte geben können, und glauben Sie mir, der Wunsch, jemanden zu beschimpfen oder gar zu verprügeln, war omnipräsent. Und blöd an der Alster rumheulen wollte ich auch nicht. Also bin ich ziemlich frustriert ins Hotel zurückgegangen.
Ohne Hochgefühl.

Was war passiert?
Warum brachte mich eine fremde, aber doch so schöne Strecke (ich meine, Hamburg! Alster!) so durcheinander?
Warum hatte ich derartige Probleme mit Atmung, Kondition und Motivation?
Gemessen an dem, was ich sonst laufe, hätte es mir von den Fähigkeiten her doch leichtfallen müssen.
»Du hast es in den Beinen. Aber dir fehlt es im Kopf!«, sprach ich zu mir selbst.
Heißt das etwa, dass Laufen eine genauso blöde Kopfsache ist wie alle anderen Themen?
Ist die körperliche Verfassung zweitrangig im Vergleich zur persönlichen Haltung?
Aber das würde ja wiederum bedeuten, dass es komplett an *mir* liegt. Und zwar an meinem Kopf und nicht an meinem VO2Max- oder Laktatwert.
Gut, wenn das so ist, dann versuche ich es morgen noch mal.
Sooo schnell lasse ich die Alster nicht hinter mir.

Tags darauf schlüpfte ich mit frischem Kopf, Dankbarkeit und Gelassenheit wieder in meine Turnschuhe.
»Das passiert mir nicht noch einmal. Jetzt freue ich mich auf den Lauf, genieße die Umgebung und bin dankbar dafür, dass ich es kann und mache.«
Gesagt, getan.
Den Kopf zurechtgerückt.
Turnschuhe an, Jacke zu, los ging's.

Und ja, meine Damen, es gab einen großen Unterschied zum ersten Lauf.
Denn die Tränen der Verzweiflung kamen schon bei Kilometer fünf.
»Was für eine Kacke tust du dir hier eigentlich an? Du könntest auch echt lieber mal 'ne Stunde länger schlafen, als hier an der saublöden Alster langzulaufen. Und wie voll es hier ist …«, rief meine innere Stimme mir zu.
Ich kenne diese innere Stimme.
Ich überhöre sie gern so lange, bis sie verstummt.
An diesem Tag verstummte sie nicht.
Ich habe nicht abgebrochen, ich bin die 7,5 Kilometer zu Ende gelaufen, und es hat bis zum Schluss keinen Spaß gemacht.
Eine weitere Erkenntnis: Man kann eben auch 7,5 Kilometer ohne Spaß laufen.
Aber warum mir eine fremde Strecke so zu schaffen gemacht hat, das bleibt tatsächlich zumindest zu diesem Zeitpunkt unbeantwortet.

Die große Unbekannte – Part 2

Es ist nicht ja so, als würde ich mich ohne Weiteres zum Thema »fremde Strecke« geschlagen geben. Es muss einen Grund dafür geben, dass es mir offenbar so schwerfällt, mich darauf einzulassen, und ich vermute, er ist tiefgründiger, als ich denke.
Ich starte zum neuen Selbstversuch, an einem See im Ruhrgebiet.
Auch hier habe ich beruflich zu tun und plane mir für den nächsten Vormittag eine Runde ein. Man könnte um den ganzen See laufen, aber das wären 14 Kilometer. Diese Zeit fehlt mir, zumal ich auch damit rechnen muss, bei Kilometer sechs in Tränen auszubrechen und dem Laufen für immer abzuschwören. Dazu kommt: Es ist Frühling, und die Pollen haben es sich in diesem Frühjahr offenbar zur Aufgabe gemacht, alle Allergiker zu töten. Als ob auch Kastanie und Co. im Corona-Schlaf gewesen wären und alles nachholen, was sie die letzten zwei Jahre verpasst haben. Also plane ich erst mal keine Distanz und laufe einfach drauflos.
Allein.
Ohne Kopfhörer.
Ohne Plan.
Dafür den Kopf voller Dinge, die ich mit mir selbst besprechen will.
Ich bin im Meeting mit mir.
Dass ich auf einer fremden Strecke bin, vergesse ich.
Ich nehme nichts um mich herum oder in mir wahr. Weder Menschen noch Natur, Steigungen oder mangelnde Kondition. Stattdessen bereite ich im Kopf ein Seminar vor oder erfreue mich an meinem letzten Auftritt.

Ich bin wie in Trance.
Nach einer Stunde und vier Minuten erreiche ich das Auto.
Ich bin neun Kilometer gelaufen.
Das Meeting, meine Klausur mit mir selbst, war erfolgreich.
Kurz halte ich inne und begreife, was da gerade passiert ist.
Ich bin eine fremde Strecke gelaufen, und zwar um einiges schneller als sonst. Was mir tatsächlich nicht wichtig ist. Viel wichtiger ist hingegen, dass ich scheinbar doch keine tiefenpsychologische Schranke in mir habe, die mir fremde Strecken vermiest.
Vielleicht hatte ich damals einfach einen schlechten Tag.
Und vielleicht war das heute einfach ein guter.

Das richtige Wetter

Es gibt dieses schöne Postkartenbild von einem strahlend blauen Himmel und einer hell scheinenden Sonne. In der Ferne ist eine dünne, harmlose, im Prinzip nicht erwähnenswerte fluffige Schleierwolke zu sehen. Darunter der Satz: »Ich wollte Joggen gehen, aber es sieht nach Regen aus.«
Find ich soooo witzig.
Und das war sooo ich.
Im Winter war es mir zu kalt zum Laufen, im Sommer, na, Sie erraten es, na klar – viel zu heiß. Der Frühling ist wegen der Allergie schwierig, und im Herbst ist das Laub so rutschig.
Irgendwas ist immer.
Oder besser: Irgendwas war immer.
Heute laufe ich bei fast jedem Wetter.
Es gibt drei Wetterarten, die mich daheimbleiben lassen: Sturm, Gewitter und Glatteis.
Ansonsten tangiert mich das Wetter einfach nicht.
Das wäre so, als ob ich sagen würde: Heute nieselt es, da stelle ich das Zähneputzen ein. Oder: Heute sind es über 30 Grad, da esse ich nichts.
Laufen und Wetter stehen für mich schlicht in keinem Zusammenhang mehr. Beides existiert friedlich nebeneinander, ohne etwas miteinander zu tun zu haben.
Ich nehme das Wetter auch gar nicht mehr so richtig wahr. Ich erfreue mich nur grenzenlos an guter Luftqualität. Und ja, da habe ich als Frau, die das Landleben gewählt hat, wieder einen riesengroßen Vorteil. In der Berliner Innenstadt läuft es sich für mich nicht so gut. Aber es läuft sich auch dort.
Lösen Sie sich vom Wetter.

Suchen Sie nicht mehr nach Gründen, warum Sie nicht laufen gehen können. Tun Sie es einfach!

Ich persönlich laufe gern mit so wenig Klamotten am Leib wie möglich.
Nicht um meinen nicht vorhandenen Astralkörper zu zeigen, sondern weil ich die Luft so großartig-gern auf der Haut fühle. Und den Wind. Und ja, auch den Regen. Ich finde es auch mega, festen Schrittes durch Pfützen zu laufen. Und ich liebe das Geräusch des raschelnden Laubes. Ich liebe es, durch die Kälte zu laufen und danach heiß zu duschen, ebenso, wie durch die Hitze zu laufen und danach kalt zu duschen. Das ist für mich alles echtes, unmittelbares Leben. Es ist Spüren. Mich spüren. Nicht den Schmerz, sondern die Natur.
Wenn Sie mich also fragen: Was ist das richtige Wetter zum Laufen? Jedes!

Laufen hilft heilen

Bewegung jeglicher Art stärkt Ihr Immunsystem. Sie werden nicht mehr bei jeder Erkältung »Hier!« schreien, und wenn es Sie doch mal erwischt, dann werden Sie es gut abfedern können.
Was ich außerdem beobachtet habe, ist eine tiefgehende Kommunikation mit meinem Körper. Manchmal zwickt es am Körper. Das kann während des Laufens oder danach sein. Ich spüre mittlerweile sehr genau den Unterschied, ob ich mir etwas herauslaufen kann oder ob ich mich mit einem Lauf in etwas hineinlaufe. Ob ich weiter- und es damit »weglaufen« kann oder besser pausieren sollte. Ob es ein ernst zu nehmendes Problem ist oder sich der Körper gerade nur umstellt. In den allermeisten Fällen war es bei mir Letzteres und regelte sich von selbst.
Wenn sich Halsschmerzen ankündigen, reagiere ich beispielsweise so: Auf anstrengende Läufe verzichte ich zwar, weil es mich sonst danach dahinraffen würde. Das weiß ich. Das spüre ich. Stattdessen gehe ich aber lange walken, trinke viel und gehe extra früh schlafen.

Sämtliche Regenerationsprozesse im Körper sind aus meiner Sicht mit Bewegung zu beschleunigen. Der Tipp: »Schonen Sie sich«, gern in Kombi mit der Empfehlung, den gesamten Bewegungsapparat einzustellen, verlängert den Heilungsprozess. Abgesehen davon tauchen plötzlich neue Probleme aufgrund von Bewegungsmangel auf.
Und natürlich gilt auch hier wie immer: Die Dosis macht das Gift.
Wenn Sie nach einer Grippe nicht das Training reduzieren, dann laufen Sie im schlimmsten Fall einer Herzmuskelentzündung

entgegen. Sich mit einem Schnupfen für zwei Wochen in die Waagerechte zu begeben, ist aber garantiert auch der falsche Weg.

Das Laufen hilft, die innere Stimme wahrzunehmen für die Entscheidung:
Bekomme ich das noch allein hin?
Braucht es medizinische Unterstützung?
Hilft mir Laufen, oder schadet es mir heute?

Lauftagebuch zum Halbmarathon – April 2022

Wir stellen uns keinen Wecker.
Es ist Sonntag, und die Kinder sind beim jeweils anderen Ex-Partner.
Und wir wissen, länger als bis acht schlafen wir eh nicht.
Es ist 7 Uhr 45, als ich mit einem duftenden Kaffee aus dem nur noch leichten Schlaf geweckt werde.
Ich bin glücklich.
Schon jetzt, um 7 Uhr 46, und das liegt nicht nur an dem Mann neben mir und auch nicht nur an der guten Pasta von gestern Abend. Es liegt auch an der fast schmerzfreien Schulter, der Sonne und dem Wissen, dass heute kein Berg bestiegen werden muss. Kein gesundheitlicher Berg, der oftmals aus Angst besteht. Heute gibt es nur einen freiwilligen kleinen metaphorischen Hügel.
Denn ich möchte heute mit dem Liebsten um den Baldeneysee laufen.
Deswegen gestern Abend auch die Pasta.
Die gönne ich mir so gut wie nie. Nicht weil sie kalorisch ist, sondern weil ich bei ihr aus Leckerheitsgründen meist kein Maß kenne und weit übers Sattsein esse.
Aber Restaurants kennen ein gesundes Maß, zumindest die guten, und deswegen habe ich mir gestern eben die Pasta samt weißem Spargel und Rinderfiletstreifen gegönnt.
Ich fand das eine gute Sportlernahrung für das, was heute auf mich wartet.
Eine Runde um den Baldeneysee.
Gestern bin ich hier einen Teil der Strecke gelaufen. Knapp zehn Kilometer.

Eine fremde Strecke. Wir erinnern uns: Fremde Strecken und ich, das endet oft in Tränen.

Die gesamte Runde um den See liegt allerdings bei 14 Kilometern. Mindestens anderthalb Stunden, eher mehr.

Und auch hier wieder: fremde Strecke. Zumindest teilweise.

»Läufst du die Strecke morgen mit mir?«, fragte ich den Mann tags zuvor, weil ich die knapp zehn Kilometer als wirklich easy empfunden hatte.

Ich kenne seine Antwort.

Das Einzige, was dagegensprechen könnte, ist die wahnsinnig hohe Pollenbelastung. Wir sehen beide seit Wochen aus wie auf Drogen. Rot unterlaufene, tränende, matte Augen, krasse Abgeschlagenheit. Die Medikamente greifen zwar, dennoch fühlen wir uns beide streckenweise wie unter einer Glocke.

»Gern. Tut mir bestimmt auch gut«, wie zu erwarten.

8 Uhr 15, und wir schnüren die Schuhe zu.

Um 8 Uhr 30 geht's los.

Die ersten zehn Kilometer laufen gut.

Für ihn ja ohnehin.

»In dem Tempo zu laufen, ist auch für mich wahnsinnig gesund«, ist seine Art zu sagen, dass er eigentlich schneller läuft.

Ich kann nicht noch schneller. Wir liegen unter sieben Minuten für den Kilometer, und das geht nur, weil es am Baldeneysee so flach ist.

Bei Kilometer elf möchte ich meinen unsympathischen Laufbegleiter umbringen.

Einfach töten.

Bei Kilometer zwölf fragt er mich irgendwas. Ich weiß nicht mal mehr, was, irgendetwas Banales. Und ich hasse ihn zutiefst. Wie der so locker läuft. Ich meine nicht einmal *eine* Schweißperle zu sehen.

Dabei ist er ja viiiiiel älter als ich.

Beim letzten Kilometer bin ich nahezu sicher, dass er mich veräppelt.

»Wir sind schon locker sechzig Kilometer gelaufen! Du verarschst mich doch!«
»Noch fünfhundert Meter, die schaffst du jetzt auch noch.«
Laber! Woher will er wissen, was ich schaffe?!
Wer sagt eigentlich, dass wir 14 Kilometer laufen müssen?
Ich finde, 13,5 wirken viel souveräner.
Wer bin ich eigentlich, dass ich mir von so einem Mann etwas sagen lasse?!
Wieder diese diffusen Mordgedanken ...
»Du hast es geschafft, mein Liebling!«
Ich kann noch keine Antwort geben, muss erst mal atmen, ausgehen und weiterleben.
»Wie krass das ist! Du bist mal eben um den Baldeneysee gelaufen!«
Mal eben ... Genau ... Als ob ...
Die Luft kommt langsam wieder.
Wir gehen noch einen weiteren Kilometer aus, und da kommen sie so langsam. Die Glücksgefühle strömen hoch. Der ganze Körper kribbelt, meine Beine spüre ich auf eine wirklich sehr angenehme Weise ... Alles ist gut ... Ich lebe ... atme ... Und ich bin mal eben um den Baldeneysee gelaufen.
Weil ich es kann!
Wie schön, wenn man einen so liebevollen Partner hat, mit dem das so richtig Spaß macht!

Lauf-Info: 14 Kilometer in 1:35 Stunden, Pace 6:48I

Die Sache mit der Regeneration

Sie erinnern sich: langsam anfangen, langsam laufen und langsam steigern.
Zu Beginn spielt das Thema Regeneration vielleicht noch nicht so eine große Rolle. Je mehr Sie aber laufen, desto wichtiger wird es. Denn genau in dieser Phase, also in der, in der Sie nichts machen, entsteht der Trainingseffekt.

Ich finde es, ehrlich gesagt, tatsächlich schwierig, das richtige Maß zu finden. Für mich war das Pausemachen sehr oft gleichbedeutend mit der Angst vor Rückschritten. Und weil ich an meiner Lauffitness so hart gearbeitet habe, hatte diese Vorstellung etwas Beunruhigendes für mich.
Wie wichtig die Regenation aber ist, spürte ich dann in der Vorbereitung auf den Halbmarathon. Zwischendurch lief ich tatsächlich Gefahr, ein bisschen zu viel zu laufen, was sich dann wiederum in einer Abgeschlagenheit im Laufe des Tages bemerkbar machte.
Also baute ich einen Tag in der Woche ein, an dem ich wirklich nichts machte. Auch kein Walken. (Also, arbeiten natürlich schon.) Damit der Körper Gelegenheit hatte, die neue Herausforderung auch zu verarbeiten.
Regelmäßig baue ich neben dem Joggen immer wieder das Walken zur Regeneration ein. Es ist keine allzu große Anstrengung, und es gibt mir trotzdem das Gefühl, dranzubleiben.

Wenn Sie dabei sind, Ihr Training langsam zu steigern, hier einmal zur Erinnerung: nie mehr als zehn Prozent in der Woche, bauen Sie sich auch Pausen mit ein. Die helfen schon insoweit, als dass Sie des Laufens nicht überdrüssig werden. Denn auch das kann bei übermäßigem Training schnell passieren. Überdies liebt Ihr Körper die Regeneration. Er heilt in dieser Zeit und macht sich bereit für das nächste Training. Denn er geht davon aus, dass es kommt und vielleicht noch ein bisschen schwerer wird als das vorangegangene.

Lauftagebuch zum Halbmarathon – 28. Mai 2022

Es sind noch gut zwei Wochen bis zu meinem 40. Geburtstag und demzufolge noch gut zwei Wochen bis zu meinem selbst gesteckten Ziel: dem Halbmarathon.
Es ist Wochenende, Samstag, um genau zu sein, und die letzten Tage waren bestimmt nicht die allerbesten, um sich auf einen so langen Lauf vorzubereiten. Also, zumindest so lange nicht, bis Wissenschaftler herausfinden, dass Schokosahnetorte und Rosé für die Kondition unentbehrlich sind. Denn davon waren – aufgrund eines Familienfestes – die letzten Tage geprägt. Und weil die Torte allein zu süß gewesen wäre, gesellte sich noch eine relativ große Menge an Grillfleisch und sonstigen Leckereien dazu. Nicht in schwindelerregenden Mengen, alles genussvoll, aber aus meiner Sicht eben doch latent zu viel, um mich zu Höchstleistungen zu verleiten.
Dennoch klingelt an dem Samstag um 7 Uhr 30 der Wecker.
Und bevor Sie gleich anfangen zu weinen und sagen: UM GOTTES WILLEN, an einem Samstag den Wecker stellen, fürs Laufen … So weit kommt es noch …
Das sind die Prioritäten, meine Damen.
Es ist eine bewusste Entscheidung, die ich treffe.
Und wenn man diese erst einmal getroffen hat, fällt auch das Meckern im Nachgang darüber flach. Denn: Mich zwingt ja niemand.
Vielleicht ist das das Geheimnis des langfristigen Laufkonzeptes: *Wer* hier die Entscheidung trifft …

Ich laufe los und merke nach vier Schritten: läuft! Heute ist ein guter Tag!
Liebe Wissenschaftlerinnen, bitte nehmt das ernst und checkt vielleicht noch mal die Erhebungen zum Effekt von Sahnetorte.
»Bist du gut drauf?«
»Ja, total!«
»Prima, dann lass uns mal die 16 Kilometer anpeilen«, der Liebste – er nun wieder. Er, der schon drei Millionen Marathons gelaufen ist und auf meinen Wunsch *ein bisschen* meinen Trainingsplan begleiten soll.
»Okay, schaffe ich!«
Und ich schaffe es tatsächlich. Natürlich merke ich den Rest des Tages, dass ich was getan habe, davon war auszugehen.
Und abgesehen davon, dass ich die 16 Kilometer in einer Pace unter sieben Minuten gelaufen bin, passierte noch etwas anderes. Etwas, was sich vermutlich schwer nachvollziehen und kaum glauben lässt: Ich bin eingedöst.
Anders kann ich Ihnen diesen Zustand nicht beschreiben.
Es war wie eine Art Power-Nap.
Auf einem unspektakulären und ebenen Waldboden, so nach einer Stunde und zehn Minuten, auf einem Stück, auf dem ich länger nicht gelaufen war, driftete ich ab. Ich starrte vor mich hin und war dann wie weg. Als würde das nicht schon strange genug klingen, schwöre ich Ihnen, dass eine innere Stimme mit meinem Unterbewusstsein sprach: *Schlaf ruhig, drifte ab, aber achte auf deine Beine! Du musst sie hoch genug heben, damit du nicht stolperst.*
Und das tat ich.
Diese beiden Stimmen sprachen miteinander, und ich hatte wenig zu melden.
»Sag, wo bin ich hier?«
»Im Wald, alles ist gut. Lauf weiter.«
»Ja, aber wo im Wald? Das kommt mir so fremd vor.«
»Alles ist gut, du bist daheim.«

Dieser Zustand hielt sich exakt so lange wie der Bodenbelag. Als der Waldboden zum Asphalt wurde, erwachte ich aus meiner Trance und fühlte mich ein bisschen wie nach einer Hypnose. Nur nicht so veräppelt. (Fun Fact am Rande: Ich habe mal Hypnose zum Abnehmen versucht, das Einzige, was schlanker wurde, war meine Geldbörse.)

Ich lief meine 16,1 Kilometer durch, in 1:52 Minuten.

Trotz oder wegen der Sahnetorte, mit einem Lächeln im Gesicht und der tiefen Gewissheit, dass meine Beine ganz ohne mein Zutun laufen können und ich mich dabei sogar noch erholen kann.

Lauftagebuch zum Halbmarathon – 29. Mai 2022

Die Kölnerinnen und Kölner unten Ihnen werden das nun folgende Phänomen sofort verstehen.
Sie stehen am Freitag nach Weiberfastnacht auf. Irgendwann so gegen elf Uhr vormittags. Sie schwören sich: »Niiiiie mehr wieder gehe ich feiern. Niiiie mehr wieder werde ich ein Kölsch trinken!«
Aber: Die Session hat gerade erst angefangen, und weitere vier »tolle Tage« warten auf die Jeckinnen und Jecken. Und dazu gehören Sie ja nun mal.
Also raffen Sie sich auf, gehen duschen, essen etwas Gutes und werfen sich in das noch leicht müffelnde Kostüm vom Vortag.
Und genau so war das bei mir während des Halbmarathon-Trainings.
Auch das mit den müffelnden Klamotten.
(Anmerkung am Rande: Es scheint eine Art Glaubensfrage zu sein, wie oft man seine Sportsachen wäscht. Habe ich es zu Beginn noch täglich nach dem Training gemacht, bin ich davon mittlerweile weg, denn: Die Sachen werden davon nicht besser. Die Hosen verlieren ihr Elastan und ihren Kompressionseffekt. Daher lüfte ich die Sachen zwei-, dreimal nur, ehe ich sie in die Wäsche werfe. Das kann dann schon mal bedeuten, dass ich nicht nach wilder Orchidee dufte, wenn ich laufe.)
Und ja, Sie haben richtig gelesen: Während des Halbmarathon-Trainings bin ich manchmal an zwei aufeinanderfolgenden Tagen gelaufen.
Am Vortag waren es 16 Kilometer, und einen Tag später sollte es etwa eine Stunde werden.

Warum? Damit mein Körper lernte: Hey, alles ist gut! Du kannst das! Das war keine Ausnahme, du bist fit, du hast das drauf.
Und ja, der Körper konnte es. Wie an Karneval. Sobald das erste Lied ertönt, ist man wieder drin. Nur das Aufraffen, das verlangt viel Disziplin.
Was der Körper draufhat, muss der Kopf erst noch lernen.
Denn die größte Herausforderung waren an diesem besagten Freitagmorgen meine Gedanken: »Ach, du arme Maus, jetzt musst du schon wieder laufen und trainieren! Dabei wäre Erholung doch viel besser. Die hättest du dir auch wirklich verdient.« Und ich hatte alle Mühe, ihnen mithilfe meiner Beine, meiner Atmung, ja, meiner ganzen Kondition zu antworten: »Ey, ich kann das! Und ich bin auch keine arme, sondern eine fitte Maus! Ich will in guten zwei Wochen den Halbmarathon laufen, und das sogar mit Freude. Und ja, dafür muss ich jetzt mal diszipliniert sein. Kenne ich. Kann ich. Ich habe sieben, fast acht Bücher geschrieben. Mit Disziplin kenne ich mich aus! Das hier macht mich nicht wuschig!«
Nein, wuschig gemacht hat es mich nicht, aber kaputt war ich danach auf jeden Fall.
Lauf Info: 6,82 Kilometer in 47 Minuten

Mach mal Pause

Auf dem Weg zum Laufen geht man ja viel.
Zu Beginn bin ich ständig gegangen. Wenn es bergauf ging, wenn ich zu sehr außer Atem kam, kurz: immer dann, wenn es mir zu anstrengend wurde.
Auf Anstrengung hatte ich keine Lust.
Im Gegenteil, ich fand, ich hatte im Leben genügend Anstrengungen gemeistert. Warum sich also jetzt bei einem freiwilligen Thema wie dem Laufen auch noch anstrengen?
Also machte ich viele Gehpausen. Was in Ordnung ist. Auch damit ist man noch aktiver als manch einer, der sein Dasein auf der Couch fristet.
Irgendwann, ich berichtete davon, hegte ich aber den Wunsch, durchzulaufen. Und von diesem Tag an machte ich gar keine Gehpausen mehr. Nie.
Wenn ich eine Pause machte, war es die Beendigung des Laufens. Nie wäre ich dann auf den Gedanken gekommen, noch mal weiterzulaufen.

In meinem Kopf war abgespeichert: Du willst durchlaufen, dann tu es auch.
Gehpausen sind ab jetzt tabu!
Ein Lauf mit Pause ist kein Lauf!

Dass das eine Regel war, die ausschließlich in meinem Kopf existierte, lernte ich in Italien. Am Gardasee, um genau zu sein. Mitten in der Vorbereitung für den Halbmarathon.
»Ich möchte mindestens eine Stunde laufen«, kündigte ich schon am Abend vorher an.

»Wie du magst. Ich habe uns schon eine Route rausgesucht. Sie ist ganz eben, am See entlang, und da dürften wir ungefähr eine Stunde unterwegs sein.«
Gesagt, getan.
Da wir beide keine Langschläfer sind, waren wir früh auf den Beinen.
Dennoch war es schon warm.
Die Sonne knallte von einem fast makellosen, blauen Himmel.
Ich merkte nach kürzester Zeit, dass es ein Fehler gewesen war, nichts zu trinken mitgenommen zu haben.
Im Vergleich zu meiner Heimatstrecke war »eben« zwar ohne »Berge«, dafür aber auch ohne kühlen Schatten und frische Waldluft.
»Geht's noch?«, fragte der Liebste.
Ich konnte nach gut 40 Minuten schon kaum noch antworten. Ich japste wie ein Fisch auf dem Trockenen, der dringend nach Wasser verlangt.
»Ich hole uns hier etwas zu trinken«, kündigte er an, verschwand in einem Kiosk und kam kurz darauf mit zwei kleinen Flaschen stillen, kalten Wassers wieder heraus.
Ich wollte meine im Laufen trinken, hörte aber meinen Unterstützer vorschlagen: »Lass uns fünf Minuten gehen, sodass du dich erholen kannst.«
Hä?
Wie, gehen?
Dann ist der Lauf ja vorbei.
»Nee, ich bin im Training«, versuchte ich mich noch zu wehren.
»Ja, genau deswegen.«
Und genau hier lernte ich also, wie unglaublich toll eine kurze – aber Achtung! nicht allzu kurze – Gehpause ist. Erst recht auf dieser für mich sehr anspruchsvollen Strecke.
Das Wasser und die Chance, den Puls wieder einzufangen, hatten etwas von einer Blitz-Regeneration.
Ich kam so schnell wieder zu Kräften, dass wir nach fünf Minu-

ten Gehpause wieder einsteigen konnten und ich die zweite Hälfte wie ein ganz neuer Mensch gelaufen bin.

Mein Learning:
- Eine Pause zerstört kein Lauftraining.
- Sind Pausen gar der Schlüssel zum Erfolg?
- Wenn ja, was bedeutet das dann fürs Leben?

Machen, nicht lamentieren

Welches Bild haben Sie von einem Menschen im Kopf, der regelmäßig läuft?
Welche Adjektive verbinden Sie mit ihm?
Fallen Ihnen Eigenschaften ein, die Sie auch gern für sich in Anspruch nehmen würden?
Oder sind auch negative dabei?
Färbt Laufen auf den Charakter ab?
Oder nur auf das Image?

Vielleicht fallen Ihnen Ausdrücke ein wie:
- agil
- beweglich
- sportlich
- fokussiert
- diszipliniert
- Vielleicht auch das Wort »Macher« oder »Macherin«.

Vielleicht mischen sich aber auch eher negative Assoziationen darunter wie:
- humorlos
- zu verbissen
- dem Genuss abgeneigt
- zu diszipliniert

Was Ihnen aber vermutlich weniger in den Sinn kommt, sind Adjektive wie:
- faul
- träge

- langsam
- lethargisch

Jetzt ist die wichtige Frage: Was war zuerst da? Woher kommen diese Assoziationen?
Wird der Läufer zum Macher?
Oder der Macher zum Läufer?
Ich glaube, es funktioniert in beide Richtungen.
Es zahlt, und das ist es, was mich tagtäglich zum Laufen motiviert, auf alle Konten ein.
Wie im Pingpong:
Wenn ich beim Joggen über meine Grenzen gehen kann, kann ich das auch im Job.
Wenn ich beim Joggen beweglich, fokussiert oder diszipliniert bin, kann ich das auch im Job. Im Leben. Überall.
Das, was Sie in den Beinen haben, wird sich auch im Kopf widerspiegeln. Und das, was Sie im Kopf denken, auch in den Beinen.
Wenn Sie laufen, lamentieren Sie nicht. Sie MACHEN!
Sie werden durch das Laufen zur Macherin.
Und wenn Sie beruflich und privat schon eine Macherin sind, dann schwöre ich Ihnen, werden Sie – wenn Sie es denn wollen! – auch zur Läuferin.

Ich darf zumindest behaupten, dass ich durch das Joggen vor allem gelernt habe, dass man Dinge auch ohne Lust machen kann und dass es manchmal einfach eine Zeit lang braucht, bis sich die Lust oder der Spaß oder die Freude dazugesellen. Diese Erkenntnis hilft mir, auch andere schwierige Phasen in meinem Leben zu meistern und zu überstehen.
Um es mit den Worten meiner Oma zu sagen:
»Ach, Oma, da habe ich keine Lust drauf!«
»Tja, Schatz, dann machst du es halt ohne Lust.«

Lauftagebuch zum Halbmarathon – 2. Juni 2022

Heute möchte ich zur Vorbereitung und für die bessere Kondition schneller laufen. Und zwar die ganze Strecke. In meinem selbst erstellten Trainingsplan stehen heute zehn Kilometer.
Als ich die das erste Mal lief, benötigte ich 1 Stunde und 20 Minuten. Ein bisschen schneller wäre schon gut, weil ich sonst für die 21 Kilometer vermutlich drei Wochen unterwegs bin.
Ich verlasse das Haus mit meinen Kindern. Ich gehe mich nicht ein, wie sonst oft, ich starte direkt. Und obwohl wir den 2. Juni schreiben und zumindest der meteorologische Sommer gestartet ist, weiß das Wetter in der Eifel davon leider noch nichts.
Die Autos sind zwar nicht mehr zugefroren, aber es fühlt sich so an.
Dazu mein Kaltstart.
So richtig fit fühle ich mich nicht, aber ich laufe los.
Mit Musik auf den Ohren.
Die ertrage ich aber nur die ersten 20 Minuten.
Dann nervt sie mich. Sie fühlt sich nicht richtig an an diesem zwar kalten, aber so schönen Morgen. Ich nehme die Kopfhörer ab. Sie liegen mir jetzt schwer um den Hals, und ich denke zum ersten Mal, dass kleine Kopfhörer vermutlich besser wären.
Und während ich noch die technischen Fortschritte der Kopfhörergeschichte in meinem Kopf durchgehe, bin ich bereits an dem Punkt angelangt, an dem ich eigentlich umdrehen wollte.
Ich bin immer noch nicht in Topform, aber warm.
Und ich glaube, ich bin schnell.
Dann kommt »mein« Berg.
Ich setze die Kopfhörer wieder auf.

Denn der lässt sich mit Musik einfacher laufen.
Zack, bin ich oben.
Und jetzt merke ich: Ich bin fit.
Was ich erstaunlich finde, denn nach diesem Berg war ich eigentlich immer hinüber. Jetzt bin ich fit.
Ich drehe sogar noch die Extraschleife, um die zehn Kilometer auch sicher im Sack zu haben.
Geschafft.
Ich schaue auf die Uhr:
1 Stunde und 5 Minuten.
Für knappe elf Kilometer.
Meine Uhr gratuliert mir zu drei neuen Rekorden:
Beste Pace
Schnellste fünf Kilometer
Und schnellste zehn Kilometer
Ich gratuliere mir selbst auch.
Merke aber auch, dass das ein Schritt über meine Grenzen war und dieser Lauf wirklich Regenerationszeit benötigt.

Da kommt etwas in Bewegung

Im wahrsten Sinne des Wortes, oder?
Da kommt etwas in Bewegung.
Nämlich Sie!
Ihr Körper und vor allem Ihr Geist.

Beobachten Sie an sich, ob Sie auch Folgendes feststellen können:
- Sie sind voller Tatendrang.
- Sie freuen sich auf jeden Tag, ohne dass etwas Spezielles anliegen muss.
- Sie freuen sich auf Ihre Laufrunden, weil Sie da so schön mit Ihren Gedanken allein sind.

Ja, glauben Sie mir, da kommt etwas in Bewegung.
Aber glauben Sie mir gern auch: So schön ist das gar nicht immer. Denn Sie fallen beim Laufen auf sich selbst zurück.
Abhängig davon, wie Sie laufen, natürlich. Wenn Sie mit fünf Freundinnen quatschend laufen oder einem Hörbuch lauschen, sind die Gedanken ja eher beaufsichtigt. Nicht, dass ich das nicht auch mal genießen würde, aber ich persönlich laufe größtenteils lieber für mich allein. Ich habe beim Laufen in Gedanken schon Kapitel geschrieben, Bühnenprogramme geprobt und Trauer bearbeitet.
Alles kommt in Bewegung.
Laufen ist Ihr Weg in die Selbstreflexion. Es ist Ihre Zeit am Tag, um sich mit sich und vielleicht präsenten Problemen zu beschäftigen.
Und um zu spüren, dass diese Probleme vielleicht gar nicht so schlimm sind, wie sie noch vor der Laufrunde schienen.

Selbstwirksamkeit

An Tagen, an denen ich so gar nichts auf die Reihe bekomme, bleibt mir das Laufen.
An Tagen, an denen alles schiefgeht, ich fremdbestimmt bin und das Gefühl habe, nicht weiterzukommen, bleibt mir das Laufen.
Egal, was Sie auch gerade auf der Kette haben, das Laufen bleibt.
Und wenn Sie wollen, auch die Option, darin besser zu werden.
Es ist eine gesunde Art der Selbstwirksamkeit und hilft bei der Steigerung des Selbstbewusstseins.
Wenn Sie abgearbeitet heimkommen, Ärger hatten und alles doof war: Gehen Sie erst mal laufen! Es ist die Chance, den schwierigen Tag im Wald zu lassen und nicht mit nach Hause zu nehmen. Denn da wartet man vielleicht schon sehnsüchtig auf Sie. Kommen Sie lieber eine halbe Stunde später zu Ihren Lieben, ge-resettet und ausgepowert, aber frei im Kopf und besser drauf – denn Ihre Lieben können noch weniger für den Ärger als vielleicht Sie selbst.

Selbstwirksamkeit ist für Resilienz und Glück unerlässlich: Ich sehe, ich bin selbst wirksam. Ich kann etwas bewirken.
Diese Erfüllung finden wir nicht immer im Job.
Oder daheim.
Aber Sie finden sie im Laufen.
Und da packen Sie sich Ihre Selbstwirksamkeit, die Sie beim Laufen spüren, ein und nehmen sie mit, genau dahin, wo sie gerade fehlt.

5. Juni 2022 –
10 Tage bis zum Halbmarathon

Der Abend davor.
»Sollen wir uns morgen den Wecker stellen?«
»Ach, das brauchen wir doch nicht, wir sind eh um 7 Uhr 30 von allein wach«, antworte ich.
Es ist Samstagabend, und ich möchte morgen den letzten langen Lauf vor dem eigentlichen Lauf in Angriff nehmen.
14 Kilometer.
Zwei Drittel der Strecke.
Wieder um den Baldeneysee.
In der Hoffnung, dass es dieses Mal besser klappt als beim letzten Mal.
Der Lauf vor drei Tagen hat mich allegemacht.
Laufen war ich seitdem nicht mehr, aber ich bin jeden Tag um die 20 000 Schritte gewalkt und habe Kräftigungsübungen gemacht.
Wie wichtig die richtige Regeneration ist, spüre ich in dieser Phase der Vorbereitung sehr deutlich. Denn genau hier, in der Regenerationsphase, entscheidet sich der Fortschritt. Oder eben auch der Rückschritt.
Am Abend achte ich auf genügend Kohlenhydrate. Das wird uns natürlich jahrelang anders eingetrichtert: Kohlenhydrate sind ein Synonym für »fett«, erst recht, wenn sie nach 18 Uhr aufgenommen werden. Für Menschen, die viel laufen, gilt aber: Sie sind die Basis des Speiseplans.
Ich esse frisches Gemüse, gutes Brot und ein bisschen Käse.
Es schmeckt alles wie der Himmel.
Gegen 22 Uhr fallen mir die Augen zu. Der Schlafbedarf hat sich

enorm gesteigert. Ich lasse es zu, denn morgen steht ein großer Lauf an.

Es ist Samstagabend, und ich schlafe um kurz nach zehn ein. Was für ein Rockstarleben! Nicht.

Um neun Uhr morgens falle ich aus dem Bett!
Wie hilfreich so ein Wecker gewesen wäre.
Ja, es war eine knackige (Stammleserinnen wissen, dass ich den Begriff »Stress« nur im Kontext mit Lebensgefahr verwende) Woche. Wir haben beide viel gearbeitet, waren beide sportlich aktiv. Kinder, Hof und Hund natürlich noch nicht mitgerechnet.
Aber elf Stunden Schlaf?? Echt jetzt?
Das schlechte Gewissen habe ich bereits dauerhaft im Jahr 2014 geparkt, daher kommt automatisch die Dankbarkeit.
»Dann haben wir das offensichtlich mal gebraucht«, sind wir beide uns einig.
Und wir sind uns in noch etwas einig.
Wenn der Körper derart viel Erholung braucht, dann braucht er vielleicht auch noch keinen 14-Kilometer-Lauf.
Wir verschieben diesen um einen Tag, denn der morgige Montag ist wegen Pfingsten noch frei. Und so schnüren wir uns die Schuhe für eine kleine, aber knackig-steile knapp Vier-Kilometer-Runde in 25 Minuten.

Wissen, was kommt

Die eben erwähnte Runde ist mir neu.
Also, nicht wirklich, denn wir gehen sie ziemlich oft mit dem Hund, aber wir GEHEN sie und laufen sie nicht.
Und gehen, das funktioniert völlig von selbst. Dabei achten wir gar nicht auf Steigungen oder Unebenheiten. Dieser Weg bedarf im Spaziergang-Modus keinerlei besonderer Konzentration. Ich kann mich auf meine Füße verlassen, wir quatschen unentwegt, sodass die gute Stunde oder mehr wie im Flug vergeht.
Im Laufmodus ändert sich aber die Perspektive.
Ich kenne diesen Weg nicht. Alles ist neu. Und wo kommen auf einmal die Berge her?
»Diese Steigung ist doch neu …«, keuche ich aus dem letzten Loch.
Der Liebste lacht nur.
Wir laufen durch Wohnsiedlungen, viel im Zickzack, und wenn man mich hier allein lassen würde, würde ich nie mehr heimfinden.
»Bitte zeig mir immer an, wo es langgeht«, bitte ich den Herrn an meiner Seite.
Es macht mich fertig, nicht zu wissen, welche Abbiegung wir nehmen.
Ich möchte wissen, was auf mich zukommt.

Es ist meine Erkenntnis des Tages:
Ich möchte wissen, was auf mich zukommt.
Und das, meine Damen, verhält sich beim Laufen völlig konträr zu meinem beruflichen Leben. Hier möchte ich nie wissen, was auf mich zukommt.

»Wir schicken Ihnen die Interviewfragen schon vorher zu«, sagte neulich eine Journalistin zu mir.
»Wenn es Ihnen nichts ausmacht, bitte nicht. Ich gehe gern unvorbereitet in Interviews«, bitte ich sie.
Gleiches gilt für TV-Auftritte.
»Der Moderator sagt Ihnen gleich, was er Sie fragen wird«, erklärt mir die Aufnahmeleiterin.
»O nein, bitte nicht. Ich persönlich mag das viel lieber spontan«, lautet immer, immer, immer meine Antwort.
Ich möchte in Seminaren nicht wissen, wer da vor mir sitzen wird.
Ich möchte nicht wissen, was für Fragen kommen, und ich möchte am Montag nicht wissen, was für Freitag in meinem Kalender steht.
So fällt es mir leichter, mich gänzlich auf das Hier und Jetzt zu konzentrieren.
Geistesgegenwärtig.
Ich möchte mit meinem Geist hier und jetzt gegenwärtig sein.
Jegliche Vorbereitung steht dem für mein Empfinden völlig entgegen. Die grätscht mir in mein Heute und wirft das Licht auf etwas, was noch weit entfernt ist.
Mit der Aufnahmeleiterin möchte ich lieber bequatschen, wie ihr Tag bis hierhin gelaufen ist. Und von meiner Seminar-Auftraggeberin möchte ich lieber wissen, wie sich ihr Weiterbildungsprogramm sonst so gestaltet.
So schaffe ich es besser, mich in die Situation einzufühlen. Richtig reinzufühlen, alles zu spüren, zu riechen, zu tasten, zu schmecken.

Beim Laufen bekomme ich das nicht hin.
Warum?, frage ich mich an diesem Morgen.
Die Antwort kommt schnell.
Im Job war das auch nicht vom ersten Tag an so. Es hat viele Jahre gedauert, bis ich das eben Erwähnte für mich herausgefunden hatte und auch leben konnte.

Was es dafür gebraucht hat: Sicherheit. Woher kommt die? Mit der Erfahrung. Gepaart mit dem Glaubenssatz: Du kannst das! Ich weiß, dass ich gut Interviews führen kann. Zumindest so lange, bis man mich auf Quantenphysik anspricht. Und selbst da weiß ich, dass ich mich auf meine Schlagfertigkeit verlassen kann. Ich weiß, dass ich gut darin bin, Seminare zu geben. Ich habe meine Themen verankert. Wenn ich dann in die Situation hineinfühle, paaren sich Erfahrung und Selbstbewusstsein mit Intuition. Heraus kommt vielleicht keine Perfektion, aber Natürlichkeit.

Lassen Sie uns das als Analogie mit ins Laufen nehmen.
Für den Lauf einer unbekannten Strecke bräuchte ich also: Sicherheit, Erfahrung, Selbstbewusstsein und ein Stück Intuition. Daraus ergäbe sich ein guter Lauf mit einem Quäntchen Natürlichkeit.
Beim Laufen mangelt es mir wohlmöglich noch an allem.
Warum? Weil mir das nicht in die Wiege gelegt wurde wie die Schlagfertigkeit.
Wir reden hier von Talent.
Mit Talent lernt sich der entsprechende Fachbereich natürlich etwas leichter. Das ist ja immer so. Mit Talent für Takt und Rhythmus erlernen Sie das Klavierspielen womöglich etwas leichter. Oder das Tanzen. Wenn Ihnen das fehlt, müssen Sie im Zweifel etwas härter trainieren.
Ich habe kein angeborenes Sport- oder Bewegungstalent.
Ich bin erst mit 18 Monaten gelaufen.
Aber ich habe mit sechs Monaten gesprochen.
Das sagt vermutlich alles.

Ich muss mir also meine Lauffähigkeiten hart erarbeiten.
Für einen selbstbewussten, erfahrenen und intuitiven Lauf muss ich richtig ackern.
Einfacher wird es, wenn Sie mich fragen, wenn man das erkennt und fühlt, was man braucht.

»Bitte zeig mir an, wo es langgeht«, ist also ein Schlüsselsatz für mich. Ein wichtiger Faktor. So baue ich mir die Sicherheit bei einer Strecke auf.

Eine erfahrene Läuferin und Bekannte erzählte mir vor Jahren: »Die Marathonstrecke gucke ich mir vorher immer an. Und sei es, dass ich den Weg mit dem Auto abfahre. Ich brauche das für den Kopf.«

Damals verstand ich nichts.

Heute verstehe ich alles.

Und wissen Sie, was uns auch hier wieder zugutekommt?

Die sanfte Selbstansprache.

Kennen wir schon von den unterschiedlichsten Themen, insbesondere in Bezug auf Glück und Resilienz.

Sie könnten so mit sich reden: »Boah, du Loser, als ob es wirklich wichtig wäre, ob es hier links- oder rechtsrum geht. Es kommt doch auf deine Kondition an. Und die ist anscheinend echt noch miserabel«, oder aber Sie sagen zu sich: »Ja, du brauchst diese Sicherheit. Das hat weniger mit Kondition als vielmehr mit Kopfarbeit zu tun. Und je öfter du erfährst, dass du auch fremde Strecken mit diesen kleinen Hilfsmitteln gut gemeistert bekommst, desto besser wirst du sie in Zukunft laufen.«

An diesem Tag lerne ich das für mich.

Und bei der 15. Kurve frage ich mich plötzlich: Vielleicht ist es auch hier wie im Leben? Vertraue einfach darauf, dass du es kannst!

Die Pizza!

Die Pizza und ich.
Eine Geschichte voller Missverständnisse.
Ich mag die Pizza. Also die richtig gute vom Italiener. Noch nie die aus der Tiefkühltruhe. Dass da überhaupt »Pizza« draufstehen darf, ist aus meiner Sicht eine Frechheit!
Die gute, knusprige, wohlriechende, leider immer viel zu schnell kalt werdende Pizza vom Italiener, die liebe ich!
Aber diese Liebe beruhte nicht auf Gegenseitigkeit.
Machte sie mich doch stets müde, abgeschlagen und für jede konstruktive Tätigkeit unbrauchbar. Eigentlich konnte ich Pizza im besten Fall immer nur dann essen, wenn danach Feierabend war. Also im wahrsten Sinne des Wortes. Wenn ich danach nichts weiter vorhatte, als mich mit geöffneter Hose irgendwo hinzulegen.
Daher liebte ich die Pizza auch besonders zu Hause. Wo man diverse Vorkehrungen treffen konnte wie die bequeme Jogginghose und die Coach.
Und die Pizza mochte mich natürlich auch deswegen nicht, weil sie schätzungsweise 7000 Kalorien hat. Wobei das gar nicht stimmt, denn eine gute Pizza vom Italiener hat, je nach Belag natürlich, so um die 1000 Kalorien.
Das Problem war aber, dass die Pizza stets etwas einleitete: den Nachtisch beispielsweise. Oder ungesunde Getränke. Oder vorab 13 Pizzabrötchen.
In meinem Kopf war also Pizza stets mit schlechtem Gewissen verknüpft.
Mit dem Gedanken, »Jetzt ist es eh egal, am Montag fängst du wieder an.«

Und dieses schlechte Gefühl hielt sich leider bis in den nächsten Tag hinein.

Es ist Ende April 2022, als die Pizza und ich eine völlig neue Geschichte schreiben sollten.
Mein Trainingszustand ist für meine Verhältnisse, ich möchte sagen, auf dem Höchststand. In der Woche laufe ich meist so zwischen 25 und 35 Kilometer, ich ernähre mich langweilig gesund, trinke meine drei bis vier Liter am Tag, höchstens am Wochenende mal ein Glas Wein, schlafe genug, bin ohne Schmerzen und demzufolge auch ohne Schmerzmedikamentation. Sprich: Ich bin fit. Rundum fit.
An einem Samstag unternehmen wir mit der (Patchwork-)Family einen Ganztagesausflug nach Köln. Sightseeing, Bummeln, Zirkusbesuch und davor: Pizzaessen.
All diese Gedanken zur Pizza, die ich Ihnen eben dargelegt habe, sind zu diesem Zeitpunkt schon gar nicht mehr in meinem Kopf. Denn, das berichtete ich Ihnen bereits, dass Essen spielt eine völlig neue, nebensächlichere, natürlichere Rolle in meinem Leben. Und wenn wir zu fünft an einem wundervollen Frühlingstag in eine wirklich gute Pizzeria gehen, dann, so finde ich, darf man sich keinen Salat bestellen. Also, es sei denn, man hat wirklich großen, ehrlichen Appetit darauf. Den habe ich für meinen Teil in einer Pizzeria aber nicht auf Salat. Allein schon des Geruches wegen. Bei der Vorstellung, hier eine Gurke knabbern zu müssen – und ich liebe Gurken –, schießen mir die Tränen in die Augen.
Ich bestelle mir also, wie der Rest der Gang, eine Pizza. Mit Lachs. Und ein Kölsch.
In dem Moment, in dem der Kellner das Kölsch bringt und ich ansetzen will, bricht der Himmel über uns auf, und die Sonne scheint auf uns nieder. Ich schwöre es Ihnen! Vielleicht fällt so etwas nur mir auf, mag sein, aber ich glaube einfach an solche Zeichen. Es sind für mich Zeichen des kleinen Glücks, und

wenn ich diese Momente nicht wahrnehme und genieße, wie soll ich denn dann bitte für das (was auch immer das sein mag) »große« Glück parat sein?
Das Kölsch ist schon himmlisch, aber bei der Pizza muss ich mich zusammenreißen, um nicht vor Glück in Tränen auszubrechen.
Nicht nur der Pizza wegen, sondern der drei gesunden Kinder wegen, des Liebsten wegen, der Gesundheit wegen. Weil wir alle zusammen hier sind und das Leben so genießen.
OHNE schlechtes Gewissen, ohne den Hauch vom »Jetzt ist es eh egal, Montag fängst du wieder an«-Gedöns! Das darf doch an solchen Tagen keinen Platz haben, finden Sie nicht auch?

Und wenn ich Ihnen nun sage, dass meine innere Einstellung dazu geführt hat, dass diese Pizza das müde, abgeschlagene Gefühl *nicht* ausgelöst hat?
Dann schmunzeln Sie vielleicht.
Und vielleicht haben Sie recht.
Ich glaube aber fest daran, dass sie ein Teil davon ist, dass ich mich im Anschluss gut gefühlt habe.
Der vermutlich größere Teil ist – und deswegen findet »Die Pizza!« überhaupt in dieses Buch –, dass mein Körper heute Lebensmittel ganz anders verarbeitet. Das Laufen hat meine körpereigenen Kraftwerkzellen – im Fachjargon die Mitochondrien – für eine Pizza bereit gemacht. Sie nehmen ihre Arbeit mit Vergnügen auf. So höre ich regelrecht, wie mein Körper sagt: »Alles gut! Wir kriegen das hin. Das darf sein. Genieße es!«
Und das tue ich.
Ebenso wie das Eis zum Nachtisch und Popcorn, samt gebrannter Mandeln im Zirkus. Mit ganzem Herzen und voller Genuss. Als ob das nicht schon schön genug wäre, ist auch der Morgen danach kein Wackersteinmorgen.
»Mäuse, wenn ihr morgen früh wach werdet und wir sind nicht da, dann ...«

»... seid ihr laufen«, ertönt es aus drei Nachwuchsmündern gleichzeitig.

Und es ist eine wundervolle Laufrunde, weil ich spüre, dass die Pizza jetzt ihrer Aufgabe nachgeht. Sie liefert die Energie für 13 Kilometer in 1 Stunde und 25 Minuten.

Ich könnte das nicht

Wenn ich doch jedes Mal einen Euro für diesen Satz bekäme, sooft, wie ich ihn schon zu hören bekommen habe …
»Einfach so den Job hinwerfen und was Neues beginnen? Das könnte ich nicht!«
»Krass, wie du das mit der Chemo machst, das könnte ich nicht!«
»Toll, wie du das mit der Brustamputation hinbekommst, das könnte ich nicht!«
»Respekt, wie ihr das mit den Kindern und der Scheidung wuppt. Ich könnte das nicht.«
»Jeden Tag Sport? Das könnte ich nicht!«
»Eine Stunde laufen? Wahnsinn! Ich könnte das nicht!«

Was definitiv richtig ist: Sie *müssen* das meiste nicht.
Eigentlich müssen Sie gar nichts davon.
Ich wäre auch dankbar gewesen, wenn ich die meisten Dinge davon nicht hätte tun müssen.
Und ich bin ehrlich zu Ihnen, ich war oft geneigt zu entgegnen: »Als ob ich danach gefragt wurde, ob ich eine Chemo oder eine Brustamputation haben will. Als ob *ich* das alles könnte!« Das hat auch weniger mit Können zu tun als mit Machen.
Wenn ich nur das tun würde, was ich könnte, dann hätte ich am Tag sehr viel Freizeit.
Und Sie vermutlich auch.
Die könnten Sie dann wiederum mit Laufen verbringen.☺
Zurück der Annahme, »Ich könnte das nicht!«
Meine Damen, wissen Sie, was das ist? Das ist ein negativer Glaubenssatz, der Sie tatsächlich glauben macht, dass Sie etwas nicht können.

Also, im *besten* Fall ist es das. Im schlimmeren Fall wäre es eine einfältige Ausrede.
Auch das kann ich nachvollziehen. Mehr noch, ich könnte sogar, sollten Ihnen mal die Ausreden ausgehen, prompt für Nachschub sorgen.

Bitte unternehmen Sie mit mir ein grundehrliches Gedankenexperiment:
Stellen Sie sich in der gleich geschilderten Situation vor, Sie sind genau die Person, die sagt: »Ich könnte das nicht!«
Ganz konkret: Sie sagen es zu Ihrer Freundin, die regelmäßig läuft.
Die Szene: im Supermarkt.
»Halloooo, Julia, ach, wie schön, dich zu sehen! Geht's dir gut?«
»Hallo, meine Liebe, ja, es geht mir prima. Ich komme gerade vom Laufen und bin noch arg verschwitzt, besser, du kommst nicht zu nah an mich ran!«, grinst Ihre Freundin Sie an.
»Ach, das ist mir doch egal. Komm schon her, es ist zu schön, dass man sich wieder drücken kann!«, herzen Sie Ihre Freundin.
»Ich bewundere dich für das Laufen. Ich könnte das nicht so regelmäßig.«
»Sooo regelmäßig laufe ich gar nicht. Vielleicht so zwei-, dreimal die Woche«, stapelt Julia, wie es Frauen ja gern tun, sofort tief.
»Ich finde das sehr regelmäßig. Toll. Aber, wie gesagt, ich könnte das nicht.«
»Warum nicht?«
»Wegen meines Jobs.«
»Na ja, den habe ich ja auch.«
»Ja, und wegen der Familie.«
Ihre Freundin grinst nur.
Sie wissen ja genau, dass Julia auch drei Kinder hat.
Jetzt wird die Nummer schon knapp. Häufig so knapp, dass Ihnen vielleicht nur noch einfällt, hinterherzuschieben: »Mir

ist es aber wichtig, die Kinder zu ihren Hobbys zu begleiten.«
Ups.
Und das ist der Moment, in dem Julia sich dazu entscheidet, mir später eine Mail zu schreiben, in der sie mich fragt, wie sie darauf hätte schlagfertig reagieren können.
Es passiert also mitunter relativ schnell, dass ab der Nachfrage, warum »Ich könnte das nicht« behauptet wird, das Gegenüber eine Verteidigungshaltung einnimmt, die einen Keil zwischen die beiden Gesprächspartnerinnen treiben kann.
Da ich selbst diese oder ähnliche Situationen schon oft erlebt und mitbekommen habe, antworte ich persönlich auf den Satz »Ich könnte das nicht« immer mit »Musst du ja auch nicht«. Und damit ist das Thema beendet.

Wenn nun auch Sie, liebe Damen, sich ein bisschen wiedererkannt haben und also zu den Menschen gehören, die diesen Satz öfter mal von sich geben, lassen Sie uns doch einmal voller Ehrlichkeit und Selbstreflexion schauen, was eigentlich dahintersteckt.
Wollen Sie von vornherein einen »Komm doch mal mit laufen«-Vorschlag vermeiden, damit Sie sich darauf keine gute Ausrede einfallen lassen müssen? Dann ist der wahre Grund eben, dass Sie keine Lust haben zu laufen, weil Sie vielleicht so aus dem Training sind (oder nie drin waren), dass der erste Schritt ein sehr schwieriger ist. Und bevor Sie den machen, machen Sie lieber keinen.
Wenn das auf Sie zutrifft, meine Damen, dann kann ich Ihnen jetzt nur gratulieren.
Denn wenn Sie sich diesen Gedanken eingestehen, dann, ja dann sind Sie der Lösung nahe!
Aus meiner Sicht ist die »Lösung« hier nicht das Laufen, sondern die Selbstreflexion.
Diese holt Sie aus der Opferhaltung heraus und lässt Sie wieder zur Chefin werden. Und wenn die Chefin beschließt: *Ich habe*

aus diversen Gründen nicht den Kopf, um zu laufen!, dann ist das so.

Rechtfertigen müssen Sie sich dafür aber vor niemandem. Nicht vor Ihrer Freundin, geschweige denn vor mir. Denn vielleicht steckt in dem »Ich könnte das nicht« auch eine kleine Rechtfertigung in alle Richtungen.

Läuferjargon

Je tiefer ich in das Thema »Laufen« einsteige, desto mehr komme ich mit Begrifflichkeiten in Berührung, von denen ich bis dato, wenn überhaupt, nur gelesen habe. Wenn Sie Lust haben, tiefer in diese Materie einzusteigen, dann gibt es unzählige Fachliteratur, die Sie mit fundiertem Wissen versorgt, beispielsweise über den Unterschied zwischen einem aeroben und anaeroben Lauf, was es mit der HFmax auf sich hat und wie Sie an einem erhöhten Ruhepuls womöglich eine Überbelastung erkennen.

Ich kann Ihnen die Laufbücher von der *Runner's World* empfehlen. Darin finden Sie auch Trainings- und Mahlzeitenpläne, falls Sie vom Wettkampffieber gepackt worden sein sollten.

Die Begriffe, die in meiner Vorbereitungszeit auf den Halbmarathon eine größere Rolle gespielt haben, sind diese hier (den Anspruch an ein vollständiges Glossar hat dieses Buch bei Weitem nicht):

VO2max

»V« steht für Volumen, »O2« für Sauerstoff und »max« für das Maximum.

Dieser Wert gibt die maximale Sauerstoffmenge an, die Ihr Körper während einer Belastung aufnehmen und verwerten kann. Je besser Ihre Lunge in der Lage ist, Sauerstoff aufzunehmen und durch das Blut durch den Körper zu schicken, je effektiver Ihr Körper diesen also auch aufnehmen und verwerten kann, desto höher ist der Wert und umso besser. Denn je höher der VO2max-Wert, desto besser ist unsere Ausdauerleistung. Mit regelmäßigem Training können Sie den Wert natürlich positiv beeinflussen.

Konkret für unseren Fall ist die ausschlaggebende Frage: Wie gut wird Ihr Körper mit Sauerstoff während des Sports versorgt? Man kann den VO2max-Wert in einer aufwendigen Messung in speziellen Instituten berechnen lassen, oder – dann ist er nicht zu 100 Prozent, aber immerhin um die 95 Prozent genau (laut Herstellerangaben) – über eine gute Sportuhr.

Das, meine Damen, ist der Wert, der mich auf meiner Pulsuhr am meisten motiviert. Denn neben dem VO2max-Wert zeigt sie mir auch mein daraus resultierendes biologisches Alter an. Und das liegt bei sage und schreibe 20 Jahren! Selbst wenn ich fünf Jahre Differenz aus Marketinggründen einräume und noch mal fünf Jahre wegen Ungenauigkeiten bei der Messung abziehe, ist mein biologisches Alter immer noch fitter als mein reales Alter.

Sie wissen, dass es mir nichts ausmacht, zu altern. Im Gegenteil, ich freue mich über jedes Jahr, das ich dazugewinne. Aber ich weiß ja, wo ich gestartet bin. Und ich hatte angenommen, dass man nach 19 Chemos keine Chance mehr hat, sich so sehr zu verbessern.

Hat man!
Habe ich!
Haben Sie!

Pace

Pace steht für nichts anderes als die Geschwindigkeit beim Laufen. Sie wird meist in Minuten pro Kilometer angegeben: Wie lange brauche ich für einen Kilometer?

Mein Tipp an Sie: Lassen Sie die Pace am Anfang völlig außen vor. Es ist zu Beginn schnuppe, wie lange Sie brauchen, denn: langsam anfangen, langsam laufen, langsam erhöhen.

Und kommen Sie ja nicht auf Idee und vergleichen sich mit anderen Läufern und Läuferinnen, die vielleicht schon länger dabei sind.

Wenn, dann vergleichen Sie sich bitte mit mir. Ich habe mir vor Kurzem meine ganz alte App noch mal angeschaut, mit der ich vor Jahren gestartet bin. Ich benötigte für den Kilometer über acht Minuten. Das ist langsam. Und das ist gut so.

Heute liege ich meist so bei um die 6:40 Minuten.

Je länger die Läufe sind, desto langsamer bin ich.

Zum Vergleich: Miriam Dattke lief den Halbmarathon in 1 Stunde und 10 Minuten und Sabrina Mockenhaupt-Gregor in 1 Stunde und 20 Minuten. Die beiden brauchen für einen Kilometer circa 3:30 Minuten.

Das schaffe ich in Köln manchmal nicht mal mit dem Auto.

Die Chance, dass ich in diesem Leben noch dahinkomme, ist leider vertan. Aber das ist auch okay. Ich kann mich dafür in 3:30 Minuten zweimal im Bett umdrehen.

Wenn wir uns mit diesen Top-Läuferinnen vergleichen, dann brauchen wir gar nicht erst anzufangen.

Und wenn Sie unbedingt einen Vergleich wollen, dann nehmen Sie sich selbst. Wenn die Pace dann einmal nicht so dolle ist, lassen Sie die Uhr das nächste Mal daheim und schauen Sie sich stattdessen die wunderschöne Natur an.

Relevant wird die Pace im Prinzip erst dann, wenn Sie sich bei einem Volkslauf anmelden wollen. Denn dann müssen Sie sich für Ihre gewünschte Zeit eintragen, damit Sie einer Miriam oder Sabrina nicht blöd im Weg stehen, sondern gechillt mit mir von einem späteren Block loslaufen.

Lauf-Abc

Das Lauf-Abc wird von einigen Läufern als das absolute Musthave und von anderen als völlig überflüssig angesehen. Es sind Übungen, die Sie in Ihrer Koordinationsfähigkeit und bei der

Kräftigung unterstützen sollen. Dazu gehören beispielsweise der Seitgalopp, der Kniehebelauf oder der Fersenlauf.

Ich kenne versierte Marathonläufer, die sich dem Abc-Lauf seit 30 Jahren strikt verweigern, und ich kenne Läufer, die sagen, es ist die wirksamste Waffe, um Verletzungen vorzubeugen.

Als ich damals die Lauflernschule besuchte, gehörte das Lauf-Abc mit in den Trainingsablauf. Heute baue ich es maximal einmal die Woche halbherzig in meine Routine ein. Halbherzig deshalb, weil ich mir dabei so blöd vorkomme.

Die einzige Übung, die mir gut von den Füßen geht, ist der Hopserlauf. Den liiiiebe ich!

Sie sehen, ich bin kein Riesenfan des Lauf-Abc, aber ich wollte es nicht unerwähnt lassen.

Eine Frage des Stils

Mitten in der Vorbereitung für den Halbmarathon besuchte ich das Institut für funktionelle Diagnostik (kurz IFD) in Köln, um den Profis dort meinen Laufstil zu präsentieren. In erster Linie ging es mir darum, auszuschließen, dass ich in irgendeine Fehlstellung hineinlief. Ich hatte vor dem Besuch tatsächlich auch ein bisschen Bammel, dass mir die Fachleute nach der Laufstilanalyse sagen würden: »Oh, oh, wenn du so weitermachst, läufst du in einem Jahr nirgendwo mehr hin.«
Schon beim Betreten des Instituts kam ich mir sehr sportlich vor. Die Umgebung war so innovativ und agil.
Ich kam wie geheißen in kurzer (!) Hose, damit man Elektroden an mir befestigen konnte. Und mit ebendiesen ging es dann, unter der Beobachtung von Hunderten von Kameras, aufs Laufband. In langsamem, meinem und schnellem Tempo. Bei Letzterem fing ich dann so stark zu schwitzen an, dass die Elektroden im hohen Bogen davonflogen.
Meine Damen, für die Auswertung muss man psychisch schon sehr stark gefestigt sein. Auf einem doch recht großen Bildschirm dufte (musste) ich mir anschließend in Zeitlupe meine Laufbewegungen von allen Seiten anschauen. Sagen wir mal so: Ich glaube, ich muss mir keine Sorgen machen, dass diese Aufnahmen jemals für sportliche Werbestreifen zweckentfremdet werden.
Etwas versöhnlicher war die zweite Variante der Aufnahmen, denn hier sah ich mich als Skelett laufen. Allerdings zeigte mein Skelett-Ich dabei so viel Elan, als sei ich bereits tot und liefe ins Jenseits. Wie ich es drehte und wendete, ich hatte mich optisch sportlicher erhofft.

Ganz im Gegensatz zu mir zeigte sich aber Tanja Eßer, die diplomierte Sportwissenschaftlerin des IFD, die mich unter ihre Fittiche genommen hatte, ganz zufrieden. Ich wartete auf den Satz, »Das hat schon sehr viel Schönes«, aber sie drückte es viel netter aus: »Du kannst ganz klar so weiterlaufen. Wir bekämen dich aber mit einer agileren Armbewegung und Kräftigung der Hüfte noch schneller.«

Und das fand ich sehr interessant, zumal sich meine Armbewegung ganz anders anfühlte, als sie aussah. Auf den Videoaufnahmen zeigte ich mich obenherum sehr starr und unbeweglich, es sah irgendwie »eng« aus, so, als wollte ich mich selbst beschützen. Wegen der Brüste? Ich weiß es nicht.

Das IFD gab mir ganz gezielte Übungen und Trainingsempfehlungen an die Hand, um meine Bewegungen agiler und meinen Laufstil dadurch auch schneller zu machen, die ich tatsächlich bis heute sehr regelmäßig umsetze.

6. Juni 2022 –
9 Tage bis zum Halbmarathon

Gestern war der perfekte Tag der Regeneration.
Ich habe an diesem Buch geschrieben, gesund gegessen, und wir waren noch eine Runde spazieren.
Die Kinder verlangten nicht nach mir, denn sie sind beim Papa. Mittlerweile habe ich gelernt, an diesen Wochenenden nicht mehr in einem Loch zu verschwinden, sondern sie mit Dankbarkeit anzunehmen: dass sie einen tollen Papa haben, zu dem sie gern gehen, dass ich mir in dieser Zeit keine Gedanken machen muss.
Ich trinke genug und achte auch abends auf eine ausreichende Kohlenhydratzufuhr.

Völlig ausgeruht schnüren wir uns am nächsten Tag die Schuhe, essen – ungewöhnlich für mich – ein Toast mit Honig und starten extremst motiviert die Runde um den Baldeneysee. Vor meinem inneren Auge sehe ich mich hüpfen und tänzeln. Weil ich die Runde schon zum zweiten Mal laufe, sprich, sie nicht so ganz unbekannt ist. Und weil es hier nicht vergleichsweise so heftige Steigungen gibt wie in der Eifel. Und nicht zuletzt deswegen, weil ich (hoffentlich) mittlerweile noch fitter geworden bin.
»Kommst du gut rein?«, fragt der Mann neben mir nach zwei Kilometern. Vermutlich ist er von meiner unregelmäßigen Atmung irritiert. Ich zumindest bin es. Ich kann nicht richtig durchatmen, und irgendwie finde ich meinen Tritt nicht.
»Nein«, keuche ich zurück.
Da ich dieses Phänomen aber schon kenne, laufe ich einfach weiter. Auf meiner Heimatstrecke starte ich immer direkt mit

einer Steigung, die meinen Puls ordentlich in die Höhe jagt. Danach bin ich dafür meist direkt in meinem Lauf. Dieser Moment fehlt mir, wenn ich ohne Steigung laufe. Dann brauche ich drei bis vier Kilometer, bis mein Körper versteht: O nein, sie meint es ernst!
Heute bleibt dieser Moment ganz aus.
Schlimmer noch: Mich nervt alles und jeder.
Die ewig grüßenden anderen Jogger gehen mir auf den Keks.
Die Schwäne mit ihrem Nachwuchs: blöd.
Die Sonne, die auf dem Wasser glitzert: wie ein Hohn!
Ich habe noch nie erlebt, dass meine Laune mit jedem, aber wirklich jedem Schritt schlimmer wird.
Den Typen neben mir, den ich doch eigentlich liebe, möchte ich am liebsten ins Wasser schubsen. Ich möchte umdrehen und nieeee mehr laufen.
Was soll der Mist hier eigentlich? Wozu tue ich mir das an?
Wer sagt denn, dass 21 Kilometer meine Distanz sind?
Liefere ich gerade nicht den eindeutigen Beweis, dass sie es *nicht* sind?
Es ist mein letzter langer Lauf vor dem 15. Juni, und wenn der so furchtbar ist, wie soll dann der Tag der Tage bloß werden?
Bei Kilometer zehn kullert die erste Träne. Nach »Super, du bist zehn Kilometer gelaufen!« Ich möchte nicht reden, nix hören. Ich möchte nach Hause. Allein. Für immer allein. Und nie mehr laufen.
Ich laufe zudem in neuen Schuhen, und meine Zehen sind eingeschlafen und schmerzen. Mittlerweile heftigst. Blöde Schuhe!
»Wie lange noch?«, keuche ich den Mann, der immer noch locker neben mir läuft, an.
»Wir sind bei zwölf Kilometern.«
»Ich kann nicht mehr«, antworte ich.
»Sollen wir ein Stück gehen?«, fragt er, ohne eine Antwort zu bekommen.
Woher soll ich das wissen?

Bei 13,1 Kilometern rufe ich, »Das wars. Ich will nicht mehr!«, und beende die Uhr und den Lauf.
Ich bin so traurig, so deprimiert und so fertig, wie ich es noch nie erlebt habe.
Die Tränen vermischen sich mit dem Schweiß.
»Das gibt doch nie was! Ich habe null Trainingseffekt! Wie kann das sein?«
Der Liebste reagiert gelassen, als ob er diese Phase kennen würde. Er lässt mich weinen und nimmt – gottlob – alles, was ich von mir gebe, nur halb so ernst.
Wir gehen die letzten Meter bis zum Auto, dann trinke ich und dehne mich.
Es dauert, bis ich wieder zu mir komme.
Und es dauert, bis ich kapiere, dass die geflossenen Tränen vermutlich nichts mit dem Lauf zu tun haben.
Sind es die Juni-Tränen?
Ist es der Jahrestag?
Sind es die Nachsorgeuntersuchungen, die mir in ein paar Tagen bevorstehen?

We will see …

Erkenntnis des Tages:
- Laufen ist nichts für mich.
- Niiiie mehr.
- Oder ist es genau andersherum und Laufen ist mein Ventil?
- Du nimmst deinen Rucksack immer mit.

Was nicht besser wird

Am Anfang haben wir uns angeguckt, was alles besser wird, wenn wir laufen, und ich hoffe, Sie führen darüber hinaus Ihre eigene Liste weiter.
Wir müssen und wollen aber auch ehrlich sein.
Im Moment klingt es so, als sei regelmäßige Bewegung an der frischen Luft die Lösung für alles. Natürlich ist es das nicht, meine Damen, ich will Ihnen da gar nichts vormachen.
Und daher kommt nach der langen »Was alles besser wird«-Liste hier eine realistische Liste von Dingen, die *nicht* besser werden. Denn die gibt es natürlich auch.

Setzen Sie sich hin, machen Sie es sich bequem. Wenn Sie wegen dieser Dinge mit dem Laufen anfangen wollen, lassen Sie es besser gleich, denn es bringt nichts:

Cellulite und Weltpolitik.

Weder Cellulite wird durch Laufen besser noch die weltpolitische Lage.
Was wirklich schade ist, denn beides nervt enorm.

Der Reihe nach.
Die Sache mit der Cellulite. Dazu habe ich mich in »Ich nehm' schon zu, wenn andere essen« ausgiebig geäußert. Ich glaube, die muss sein. Oder anders: Ich muss es glauben, denn sonst würde ich verzweifeln. Und um an Cellulite zu verzweifeln, dafür bin ich mittlerweile zu alt.

Da ich sie ganz offensichtlich also nicht loswerde oder geändert bekomme (wobei, Anmalen habe ich noch nicht versucht ...), nehme ich an, dass sie einfach dableiben will.

Auch jahrelanges Joggen und Walken geben ihr keinen Anlass zu gehen.

Es halten sich sogar hartnäckige Gerüchte, dass das Joggen Cellulite noch verstärke. Ob ich das bestätigen kann? Da fragen Sie die Falsche, weil: Verstärken war echt nicht mehr möglich.

Ich kann Ihnen also nur ehrlich berichten: Bei mir hat sich das Hautbild rund um die Hüften vom Joggen gänzlich unbeeindruckt gezeigt.

Aber, und das ist die gute Nachricht: Die Cellulite stört beim Joggen auch nicht. Also, mich zumindest nicht, denn ich sehe mich ja selbst nicht. Und wenn meine Umgebung mich in kurzer Laufhose sieht, dann traue ich ihr zu, dass sie es hinbekommt: Ihr schafft das!

Was streckenweise mindestens genauso blöd ist wie Cellulite, ist die Weltpolitik.

Die bekommen Sie durch das Joggen leider auch nicht geändert. Zumindest nicht auf den ersten Blick ... Dass Putin einen Angriffskrieg auf die Ukraine startet oder dass das Coronavirus zum vierhundertsten Mal mutiert, bekommen wir mit Laufen nicht geändert. Aber dass Sie fit genug sind, vielleicht aktiv für die Ukraine zu helfen, zum Beispiel mit Kistenpacken, dazu kann das Joggen auf den zweiten Blick auf jeden Fall seinen Beitrag leisten und unterstützend wirken.

Noch mal: Sie ändern mit Ihrer täglichen Schrittzahl keinen Putin und lösen auch keine großen umweltpolitischen Probleme. Aber: Es ist das, was Sie für sich in der Hand haben. Und, wenn Sie mich fragen, es ist auf jeden Fall besser, als sich zu Hause sitzend in Sorgen zu verlieren. Dann lieber eine Runde laufen, sich fitter machen und mit einem frischen Kopf erneut an die

Herausforderungen herangehen. Denn uneingeschränkt schnell und garantiert hilft die Bewegung an der frischen Luft, wenn Sie den Kopf voller Sorgen haben und nicht mehr ein noch aus wissen. Die Bewegung hilft Ihnen beim Perspektivwechsel und Kopf-frei-Bekommen.

Also ist es vielleicht doch nur die Cellulite, die durch das Laufen nicht besser wird …

Was will ich?

Liebe Stammleserinnen, wir widmen uns an dieser Stelle einer Frage, um die wir uns bereits in mehreren meiner Bücher gekümmert haben:
Was will ich?
Erstleserinnen mögen an dieser Stelle vielleicht in Freudentaumel geraten, weil sie denken: Toll, endlich geht's mal um mich!
Aber Achtung, so schön sich diese Frage auch stellt, so anstrengend ist sie zu beantworten.

Das erste Mal ploppte diese Frage in meinem Leben noch versteckt auf. Als mir mein Arzt die Nebenwirkungen einer Chemotherapie erklärte und seine Aufklärung abrundete mit dem Hinweis: »Frau Staudinger, Sie werden jetzt viele Experten in Ihrer Umgebung haben, die Ihnen sagen werden, was gut für Sie ist. Wenn ich Ihnen einen Tipp mit auf den Weg geben darf: Tun Sie das, was Ihnen guttut!«
Es war ein richtungsweisender Satz für mich, zumal ich bis zu diesem Zeitpunkt keinen blassen Schimmer hatte, wovon er da sprach.
Was tut mir denn gut? Jetzt? Während der Behandlung? Was hilft? Was nicht?
Nennen wir das Phänomen zu diesem Zeitpunkt einfach so: die Entdeckung des Bauchgefühls.
Beim Thema »Resilienz und Glück« tauchte die Frage »Was will ich?« wieder auf.
Ich lernte: Was ich gestern noch wollte, muss für heute nicht gelten. Die Bedürfnisse ändern sich.

Und wie lerne ich, diese auch mal hintanzustellen, nicht im Egotrip-Modus unterwegs zu sein und mich gleichzeitig nicht selbst zu verlieren?
Erstaunlicherweise spielte die Frage dann auch beim Thema »Kommunikation« eine bedeutende Rolle. Denn die Beantwortung der Frage »Was will ich?« für einen selbst prägt die Art der Gesprächsführung richtungsweisend.

Die Ehrlichkeit zu sich selbst, meine Damen, die ist alles entscheidend, wenn wir uns mit der Frage »Was will ich?« beschäftigen.
Und, tadaa, jetzt beim Laufen ist sie wieder da!
Kommen Sie, machen Sie mit:

Warum möchten Sie laufen?

Antworten Sie ganz intuitiv. Schreiben Sie es hin. Hier. Jetzt.

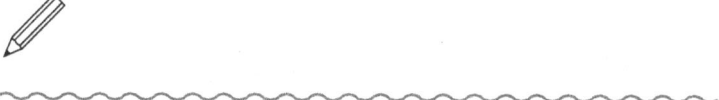

Ich unterstelle Ihnen folgende Antworten:
- Ich will fitter werden.
- Ich will schlanker werden.
- Ich will mehr Ausdauer bekommen.

Und jetzt ist es, wenn Sie mich fragen, ganz wichtig zu schauen: Ist das wirklich *Ihr* Wunsch oder ist er vielleicht von außen evoziert? (Sie erinnern sich: intrinsisch oder extrinsisch motiviert?) Ohne dass ich das Ergebnis bewerten wollen würde. Auch Gründe, die von außen kommen, können gute Gründe sein, die Sie zum ersten Schritt bewegen. Wenn Ihr Arbeitgeber oder Ihre Arbeitgeberin plötzlich ein Laufprogramm anbietet, dann ist der erste Schritt aufgrund eines externen Reizes entstanden. Super! Wenn Sie aber nur laufen, weil Ihre Firma »das so will«, dann bleibt es vielleicht immer eine Sache, zu der man Sie »zwingen« muss. Im besten Fall löst Ihr »Heute weiß ich, wie gut es mir tut« aber den ursprünglich extrinsischen Reiz ab.

Meine Beantwortung der Frage »Was will ich beim Laufen?« ergab folgende zwei Antworten:
- Ich will es, weil ich es kann.
- Ich will mehr essen können.

Zwei nicht besonders philosophisch-hochtrabende Gründe, zugegeben. Aber für mich haben sie gereicht, um in die Schuhe zu steigen.
Später kamen noch all die Dinge dazu, von denen ich Ihnen schon geschrieben habe. Zudem Punkte wie Steigerung der Kreativität, Linderung der Wechseljahresbeschwerden u. a. Aber all diese Bedürfnisse und Wünsche entstanden erst, als ich bereits lief. Diese zwei eben genannten Gründe waren mein ausschlaggebender Impuls, mit dem Laufen anzufangen.

Was Sie in meiner Liste nicht lasen, waren Dinge wie:
- Ich will die 5 Kilometer in 30 Minuten schaffen.
- Ich will mich für einen Halbmarathon anmelden.
- Ich will den »Eifelberg« in 40 Sekunden laufen.
- Ich will meinen VO2max-Wert verbessern.

Diese sehr konkreten Ziele, die im weitesten Sinne mit Leistung oder gar Druck zu tun haben, wollte ich ganz explizit *nicht*. Weil wir damit im Leben ohnehin genug zu tun haben. Das wollte ich mir nicht noch freiwillig beim Laufen auferlegen.

Tja, und dann ist es doch passiert.
Mit meiner selbst auferlegten Halbmarathondistanz-Geburtstagschallenge schlich sich ganz still und heimlich der Druck beim Laufen ein.
Ich lief nur noch mit meiner Pulsuhr.
Ich hatte die Pace im Blick.
Den Puls, die Regenerationszeit.
Und mein »Was will ich?« änderte sich auf einmal.
Nicht, dass das etwas Schlechtes gewesen wäre, aber es war neu. Ich entwickelte plötzlich einen Ehrgeiz, der mir an mir selbst völlig fremd war. Für mich war es deswegen so ungewohnt, weil ich bis dahin noch nicht in Berührung mit diesem sportlichen Ehrgeiz gekommen war. Ich habe noch nie vorher in meinem Leben auf ein sportliches Ziel hingearbeitet.

Braucht es für das Erreichen eines intrinsischen Ziels womöglich extrinsische Hilfsmittel?
Meine Erkenntnis: vielleicht ja, aber lassen Sie sich dadurch nicht die Freude am Laufen nehmen. Und bevor Sie anfangen, über sich zu meckern und unzufrieden mit Ihrem Ergebnis zu sein, besinnen Sie sich lieber immer wieder auf Ihr ursprüngliches »Was will ich?«.

9. Juni 2022 –
6 Tage bis zum Halbmarathon

Um es im Fachjargon zu sagen: Ich befinde mich in der Regeneration.
Sprich: Ich ruhe mich aus.
Das gefällt mir in meiner Vorbereitung auf den Halbmarathon mit am besten. Das Ausruhen vorab.
Und trotz oder gerade wegen der Regeneration laufe ich eine lockere Stunde.
Hach, macht das glücklich.
Also, heute.
Heute finde ich alles toll.
Jeder Schritt ist leicht, fluffig und logisch.
Und eine Stunde, ja, das ist meine Zeit.

Memo an mich selbst:
Du bist gespannt auf den Peak der 21 Kilometer, aber die Stunde, die ist deine eigentliche Zeit.
Mit zehn Minuten Ausgehen, Dehnen, Duschen und Schminken vergehen genau zwei Stunden. Für meinen Tag bedeutet das: Ich bin um neun Uhr am Schreibtisch oder auf dem Weg zum Termin.
Finde ich super!

Und Sie?

Liebe Ladys, vielleicht lesen Sie das Buch in einem Rutsch. Vielleicht begleitet es Sie aber auch Stück für Stück auf Ihrem Weg. Wie ist es bei Ihnen? Walken Sie? Joggen Sie? Und haben Sie vielleicht schon zehn Minuten am Stück geschafft?
Falls ja, dann haben Sie möglicherweise bemerkt, dass diese zehn Minuten mühsam sind. Und auch wenn Sie sie ein zweites oder drittes Mal laufen, stellt sich noch nicht das Hochgefühl ein, auf das Sie warten.
Ich würde Ihnen gern etwas anderes versprechen, und vielleicht *ist* es bei Ihnen sogar anders, wenn aber nicht, so kann ich Ihnen sagen: Es dauert sooo lange, bis Sie so richtig glücksdurchströmt sind beim Laufen (und manchmal auch erst danach). Zumindest Ihr Geist, denn Ihr Körper, der jubelt schon. Hören Sie genau hin! Er macht es seit Schritt eins, und er fleht Sie an, dranzubleiben.

Das Laufen der anderen

Laut der Allensbacher Markt- und Werbeträgeranalyse gaben im Jahr 2022 in Deutschland 6,34 Millionen Menschen an, dass sie regelmäßig Laufen gingen.
Grund genug für mich, auch einmal andere Ladys zu fragen, was genau sie an diesem Sport fesselt.
Falls Sie noch Inspirationen suchen, um die Schuhe zu schnüren: bitte schön!

Natalie, 37 Jahre, läuft seit drei Jahren, sie hat nach der Geburt ihrer Tochter damit angefangen:
»Eigentlich war ich im Tennis zu Hause. Das passte aber als Mama zeitlich nicht mehr so richtig. Ich bin ein halbes Jahr nach der Geburt mit Spezial-Buggy losgelaufen und seitdem dabeigeblieben.«

Corinna, 59 Jahre, walkt seit vielen Jahren, seit wann genau, weiß sie gar nicht mehr:
»Wenn ich jogge, kann ich nicht mit meiner Freundin quatschen. Deswegen bleibe ich hierbei, fühle mich aber topfit.«
(Anmerkung der Autorin: Sie sieht auch topfit aus!!)

Lara, 21 Jahre, läuft seit Corona:
»Das Fitnessstudio hatte zu. Da war das meine Alternative. Ich gehe zwar auch wieder ins Studio, aber bleibe auch beim Laufen in der Natur.«

Ebenfalls über Corona kam Marie zum Laufen, sie ist 40 Jahre alt und sagt zum Laufen:
»Ohne das wäre ich im Lockdown zur Mörderin geworden.«

Doreen, 55 Jahre alt, Walkerin, sagt:
»Ich esse einfach gern. Und wenn ich ehrlich bin, trinke ich auch zu gern Rotwein. Es ist mein Mittel, um nicht zuzunehmen.«

Sanni, 34 Jahre, Läuferin:
»Für mich käme ein Leben auf dem Land nicht infrage, das ist mir zu viel Fahrerei. Aber ich liebe die Natur. Und ich mache gern Sport. Das ist die ideale Kombi!«

Sigrid, 64 Jahre:
»Die Initialzündung kam von meinem Arzt. Er meinte, ich müsse etwas tun, mein Cholesterin sei zu hoch. Da ich nicht ganz auf Leckereien verzichten will, walkte ich zu Beginn aus Zwang und jetzt aus purem Genuss.«

Josie, 63 Jahre, hat vor einem Jahr mit dem Laufen angefangen:
»Ich habe meine Tochter an Brustkrebs verloren. Es war und ist zum Überleben.«

Eine Dame, die unerkannt bleiben möchte, joggt, und zwar immer dann, wenn Besuch kommt:
»Wenn meine Schwiegermutter kommt, laufe ich los. Wer sie kennt, weiß, warum.«

Tanni, 33 Jahre, Läuferin:
»Ich habe einen großen Hund, der will ausgepowert werden. Das geht mit Joggen schneller.«

Elisabeth, 47 Jahre, läuft seit über zehn Jahren:
»Ich laufe, weil ich den ganzen Tag sitze.«

Dani, 44 Jahre, läuft aus folgendem Grund:
»Mein Mann hat mich betrogen. Mit meiner besten Freundin. Muss ich mehr sagen?«

Meyrem, 39 Jahre, läuft und walkt:
»Ich kann sonst nirgends meine Musik voll aufdrehen. Früher ging ich tanzen, heute eben laufen.«

Wenn Schlagfertigkeitsqueens laufen ...

Liebe Ladys,
es ist nicht ganz unwahrscheinlich, dass Sie in Ihrem Umfeld Kommentare jeglicher Art ernten werden, wenn Sie in Zukunft regelmäßig die Turnschuhe schnüren. Und wie immer im Leben gilt auch hier: Vieles ist gut, und anderes ist zumindest gut gemeint.
Als Ihre persönliche »Schlagfertigkeitsqueen« möchte ich Ihnen auch bei diesem Thema mit passenden Antworten zur Seite stehen.
Wir erinnern uns kurz an die Definition, die ich mit »Schlagfertigkeit« verbinde:

Wem gestehe ich es zu, mir wertvolle Lebenszeit
durch Ärger zu klauen?

Diesen Satz packen Sie gern zu Ihrer Grundausrüstung dazu, denn damit wird auch klar: Sie müssen gar nicht auf alles reagieren.
Hier einmal die Kommentare, die ich mir, vorzugsweise von älteren Männern, anhören durfte und die ich einfach mal so unkommentiert gelassen habe:
»Geht das auch schneller?«
»So gibt dat aber nix!«
»Hop, Hop, Hop!«
»Dat sieht ja schon jut aus!«
»Dat sieht aber noch nicht jut aus!«
u. v. m.

Ladys, lassen auch Sie sämtliche Kommentare dieser Art gern einfach so stehen. Ich weiß nicht, woher der ewige Wunsch des Bewertens kommt, was ich aber weiß, ist, dass er in den allerallermeisten Fällen nicht böse gemeint ist.
Ich gestehe: Ich habe es vor Kurzem selbst ausprobiert. Ich wollte einfach mal wissen, wie das ist. Einem sportlichen Menschen so einen unqualifizierten Kommentar zuzurufen.
Es war im Wald.
Und ich war, ausnahmsweise, auf dem Fahrrad unterwegs.
Vor mir lief ein Jogger.
Ein junger Mann, er war sportlich und schnell, und daher entschied ich: Der verträgt das!
Ich bekam Herzrasen vor Aufregung.
Ich fuhr langsam neben ihn, und er guckte mich nett an.
Ich guckte noch nett zurück und sagte dann: »Ey, komm, da ist doch noch Tempo drin!«
Gesichtsentgleisung für 0,3 Sekunden.
Schulterstraffen.
Und dann zog er das Tempo an.
Ich fuhr weiter. Fühlte mich schlecht und musste gleichzeitig *so* lachen.
Auf dem Rückweg fuhr ich ihm entgegen.
Er sah mich, zog das Tempo wieder an, lächelte mich an, und ich sagte: »Geht doch!«
Auf diesem Wege nun, lieber, netter sportlicher Mann: SORRY!!!
Vermutlich hat mich dieser Kommentar ähnlich viel Überwindung gekostet, wie es die vorher genannten Herren kostet, *keinen* von sich zu geben.

Und jetzt folgen die Kommentare, die Ihnen möglicherweise eine gewisse Portion Schlagfertigkeit abverlangen:
»Du joggst?! Danach siehst du gar nicht aus!«
Ihre Antwortmöglichkeiten:
»Ich weiß. Ich kann das gut verstecken.«

Oder, wenn der- oder diejenige oft nervt:
»Du denkst, bevor du redest? Danach hört es sich gar nicht an.«

»Da bin ich ja mal gespannt, wie lange du dabeibleibst.«
Nehmen Sie es am besten mit Humor, wenn Sie antworten:
»Ich auch!«
Oder aber:
»Die Wetten stehen 1 zu 24.«

Und ich bin wirklich einmal gefragt worden:
»Wie schafft man es denn, noch so dick zu sein, wenn man so viel laufen geht?«
Meine Antwort war damals:
»Ganz easy, du musst nur genug essen.«

»Das ist deine Pace? Das ist aber nicht schnell ...«
Ihre Antwortmöglichkeiten:
»Stimmt!«
Oder:
»Du Fuchs.«
Oder:
»Für mich ist es schnell genug.«

»Das kostet ganz schön viel Zeit. Ich verbringe die lieber mit der Familie.«
Ihre Antwortmöglichkeiten:
»Siehst du, meine Familie ist froh, wenn ich mal weg bin!«
Oder:
»Toll!«

Vergessen Sie nicht, dass sich hinter vielen Kommentaren auch eine Art Neid auf Ihre neue sportliche Seite verbirgt. Daher bleiben Sie höflich, humorvoll und immer lässig im Ton. Nehmen Sie's sportlich!

Jungs-Mama

Der Plan: Am Wochenende steht nichts auf dem Programm. Nach einer (Arbeits-)Woche, die ihresgleichen sucht, saß ich am Freitagabend auch noch spontan im *Kölner Treff*. Ohne dass ich das auch nur mit dem Hauch einer Belastung schreibe, und hoffentlich liest es sich auch nicht so, ist diese Woche eben keine wie jede andere. Denn neben diversen Seminaren, Dreharbeiten und Promoterminen sind da auch noch die Dinge zu organisieren und im Blick zu behalten, die wir als Mamas auf dem Schirm haben. Und kurz vor Beginn der großen Ferien wird sich überall verabschiedet, willkommen geheißen, Kuchen gebacken, selbiger gegessen und werden Abschiedsgeschenke organisiert. Sie kennen das. Diese »Alltagsgeschichten« machen mich nicht wuschig. Nie. Was nicht geschafft wird, bleibt liegen, und alles wird so gut es geht genossen.
Es gibt aber etwas, was mich wuschig macht.
Der Juni an sich.
Der Monat, der für immer im Zeichen der Diagnose steht.
Denn er steht jetzt eben im Zeichen der Nachsorge.
Zweimal im Jahr rücken diese Termine in meinen Fokus, und auch wenn die Angst deutlich, sehr deutlich besser wird und ich mich nach wie vor an mein eigenes Mantra aus der »Stehaufqueen« halte (»Die Berge erst dann besteigen, wenn sie da sind, und nicht, wenn sie mal irgendwann kommen könnten«), spüre ich diese Belastung.
Oder besser: Ich spüre sie erst recht, wenn sie überstanden ist.
Und das ist durchweg positiv gemeint. Ich fühle mich nach dem Satz meiner Ärztinnen, »Alles ist superunauffällig«, beflügelt, erleichtert, aber eben auch hundemüde. Ein bisschen wie nach ei-

ner langen Muskelanspannung, nach der man endlich lockerlassen darf. Demzufolge sehne ich das Wochenende herbei.

Die Jungs und ich sind den Samstag unter uns, und vor meinem inneren Auge schlafen wir lange, frühstücken im Bett und chillen im Garten.

Die ersten beiden To-dos werden vorbildlich erfüllt, nur das Chillen vermag die Jugend anders zu interpretieren als die fast 40-jährige Frau Mama.

»Mama«, kommt mein Großer mit dem Kleinen im Schlepptau, »wir haben uns was überlegt.«

»Na, jetzt bin ich aber gespannt, mein Schatz«, und ich könnte sie schon wieder nur knutschen.

»Was hältst du von einer Radtour? Nur wir drei!«, strahlen mich beide Jungs an.

Und jetzt mal ehrlich, meine Damen, wer könnte da Nein sagen? Auch nicht die Regenerations-Mom.

Ehe ich mich umgedreht habe, sind sie so groß, dass sie alles wollen, nur bloß keine Radtour mehr mit ihrer Mutter.

»Haben wir ein Ziel?«, frage ich die Jugend, ein bisschen auf »Eisdiele« hoffend.

»Wir gucken mal, wie weit wir kommen ...«

Sagen wir mal so, die Eisdiele war auch dabei.
Nach der 30-Kilometer-Eifel-Tour.
Mit Pause, Aussicht genießen, über den Aua-Popo jammern und eben Eis sind wir nach vier Stunden wieder daheim.
Okay, Regeneration mache ich dann morgen. Heute war es eben der Punkt »Ausgleichssport«.

Memo an mich:

Dankgebet für alles.
Immer wieder!

10. Juni 2022 –
5 Tage bis zum Halbmarathon

Der Liebste, leider ohne Patchworkmädchen, ergänzt das illustre Chill-vor-dem-Halbmarathon-Wochenende.
Vor meinem inneren Auge plane ich heute aber wirklich ein bisschen Ruhe im Garten ein. Nebst langem Schlafen und Frühstück im Bett.
»Mama, wir haben uns was überlegt«, strahlt mich heute der vorgeschickte Kleine an, flankiert von Großem und ganz Großem. Es fühlt sich an wie in »Und täglich grüßt das Murmeltier«.
»O nein, ich ahne Schlimmes. Gehen wir heute klettern?«
»Nein, das Wetter ist so schön. Wir dachten an das Stand-up-Board!«
Ich liiiiebe SUP, weil es diese unverwechselbare Mischung aus Erholung, Sport und Achtsamkeit ist. Dazu in der Natur, auf dem Wasser.
Nach dem Schulterbruch erwischte ich mich oft bei dem Gedanken, »Hoffentlich bekommst du das wieder hin!«, denn was mitunter so locker aussieht, ist – für mich zumindest – doch ein ordentlicher Kraftakt. Abgesehen vom Draufstehen, Balancehalten und Paddeln, empfinde ich es schon als eine Höchstleistung, das Teil überhaupt aufzupumpen.
»Regeneration hatte ich mir anders vorgestellt«, strahle ich den Liebsten an, der das Aufpumpen größtenteils übernimmt.
»Die machst du dann morgen«, strahlt er zurück.
Auch diesmal waren wir wieder vier Stunden unterwegs, sind zwischendurch geschwommen und hatten unendlich viel Spaß.

Memo an mich selbst:

Genau das ist mein »Was will ich?«: ein fittes, eigenständiges, selbstbestimmtes Leben für mich.
Aber auch für meine Kinder.

Die Sache mit der Zeit

»Wann soll ich das denn noch machen?«, fragen Sie sich vielleicht, wenn Sie mein Lauftagebuch lesen. Und ich gebe Ihnen recht: Als Freiberuflerin habe ich natürlich eine ganz andere Taktung als Sie, die Sie vielleicht im Schichtdienst arbeiten oder auf andere Art und Weise fremdbestimmt sind.
Ich will es an dieser Stelle auch gar nicht schönreden: Ein Hobby kostet Zeit! Fertig.
Fernsehgucken kostet auch Zeit. Sich über Dinge ärgern, die man nicht ändern kann, auch.
Wofür Sie Ihre Zeit investieren, entscheiden Sie ganz allein. Aus meiner Erfahrung heraus kann ich Ihnen nur sagen: Wo ein Wille, da ein Weg.
Wenn ich morgens um sieben Uhr bereits das Haus verlassen muss, dann stelle ich mir den Wecker zwei Stunden früher. Dafür gehe ich dann abends auch schon zwei Stunden eher ins Bett. Das geht nicht immer, aber wenn es geht, dann mache ich es.
Wenn Sie lieber abends nach Feierabend laufen gehen wollen, aber denken: »Das ist die Zeit für die Familie, da essen wir gemeinsam«, dann könnte doch ein Kompromiss eine Möglichkeit sein: »Meine Mäuse, ich freue mich immer sehr auf das Abendessen mit euch. Das wisst ihr ja. In dieser Woche gibt es aber eine kleine Erneuerung: Übermorgen und Freitag käme ich wohl erst etwas später dazu. Ich möchte vorher noch laufen.«
Was Sie dafür brauchen, ist eine gute, selbstsichere Kommunikation und Ihr »Was will ich?« (ich hätte da ein gutes Buch, das ich Ihnen empfehlen kann).

Ein Tipp noch am Rande:
Wenn Sie die Zeit netto zusammenfassen, die Sie bis jetzt mit der Frage »Soll ich oder soll ich nicht?« verbracht und mit ihrem inneren Schweinehund gekämpft haben, dann wären Sie schon fünf Kilometer gelaufen.

Erfolgskreislauf

Ist Ihnen aus dem Stand schon einmal ein Überraschungserfolg gelungen, liebe Ladys?
Etwas, was man vielleicht mit »Anfängerglück« quittieren würde?
Möglicherweise bei etwas, was Sie noch nie vorher gemacht haben?
An das Sie völlig naiv herangegangen sind und es dann einfach so funktioniert hat?
Und wenn Ihnen das schon einmal passiert ist, haben Sie sich selbst dabei erwischt, wie Sie, »Ich weiß gar nicht, was die alle erzählen? Das ist doch voll easy!«, geträllert haben?

Die Frage ist, wie Sie danach weiter vorgegangen sind ...

Ich habe diese Situationen schon häufig in meinem Leben erlebt, und das auf ganz anderen Ebenen als auf den Sport bezogen. Als Vertrieblerin beispielsweise hat bei mir eine neue Akquisephase (ich war Verkaufsleiterin für verschiedene Lifestylemagazine) immer, immer, aber wirklich immer gut angefangen. Meist kamen die ersten Aufträge ohne größeres Zutun meinerseits. Das beflügelt und spornt zu Höchstleistungen an.
Dass eine Phase aber so weitergeht, habe ich im Vertrieb nie erlebt. Meist folgt auf einen fulminanten Start eine Durststrecke, die mindestens doppelt so lang ist. Und erst als ich kurz davor war, an die Geschäftsführung zu schreiben, dass ich das Umsatzziel erstmalig nicht erreichen würde, zog es wieder an.
Ich habe mich damals häufig gefragt, woran es liegt, dass sich diese Phasen mit an Sicherheit grenzender Wahrscheinlichkeit jedes Mal so ereignen.

Ist es meiner Vorgehensweise geschuldet, oder ist es eine Art automatischer Kreislauf?
Ich glaube an Letzteres.
Um genau zu sein, ich denke, es ist der Kreislauf des Erfolgs.

Diesen Kreislauf beobachte ich bei Ticketverkäufen für ein neues Seminar oder eine Tour und letztlich auch beim Schreiben. Ein neues Buch startet meist supergut. Es fließt aus mir heraus, es sprudelt nur so, und das ist die Bestätigung für mich, dass es mein Thema ist.
Als Frau, die zu Übersprunghandlungen neigt, muss ich achtgeben, dass ich in dieser Schreibphase nicht den Verlag anschreibe mit dem Versprechen: »Ich kann das Buch voraussichtlich sechs Monate früher abgeben!«
Weil ich den Kreislauf nach acht Büchern bereits kenne, weiß ich: So wird es nicht weitergehen. Nach dem locker-leichten Auftakt folgt eine Durststrecke, die mich manchmal an meiner gesamten beruflichen Existenz zweifeln lässt.
»Ich glaube, Schreiben ist nix für mich, Mama«, jammere ich bei meiner Mutter herum.
»Ja, natürlich. Es war ja noch nie Deins«, gibt sie mittlerweile spöttisch zurück.
Auch sie kennt den Kreislauf.
»Was ist nichts für dich, Mama?«, fragt der Große beim Reinkommen.
»Schreiben.«
»Ach, Mama, ist es wieder so weit? Willst du wieder aufhören?«
»Was heißt denn hier ›wieder‹?«
»Das hast du doch jedes Mal«, wirft jetzt auch der Kleine ein.
»Mal willst du schreiben, mal nicht«, wandelt meine Mutter den berühmten Loriot-Sketch ab.
Da meine sensible Künstlerseele in diesem Haushalt offensichtlich nicht allzu ernst genommen wird, schreibe ich halt einfach weiter.

Und das ist, wenn Sie mich fragen, die entscheidende Stelle des Kreislaufs. Hier stellt sich nämlich heraus, ob es überhaupt ein Kreis wird. Oder ob Sie schon vorher aussteigen.

Es ist keine Kunst, einer Sache treu zu bleiben, die gut klappt und die keinerlei Anstrengung bedarf. Die Frage ist, ob Sie es auch schaffen dabeizubleiben, wenn es *nicht* rundläuft. Wenn Erfolge auf sich warten lassen und es unsere Aufgabe ist, die Zufriedenheit *im Machen* zu finden.

Wenn ich immer dann, wenn ich einfach keine neuen Kunden gewinnen konnte, aufgehört hätte, den Kontakt zu ihnen zu halten, hätte es auch niemals eine Erntezeit gegeben.

Es ist ein Säen *und* Ernten. Und das Säen, das muss Spaß bringen. Bringt es aber nicht immer, weiß ich! Dann müssen Sie es sich so lange drehen, bis es eben Spaß bringt.

Und zwischen Ernten und Säen gilt: atmen! Und vertrauen! Und vielleicht, die Erfolge auf anderen Ebenen zu erkennen und sich darüber zu freuen.

In meiner Zeit als Vertrieblerin war das oftmals der gute Kontakt zum Kunden, den ich hielt, auch wenn ich keinen Auftrag bekam. Ich wusste, was den Kunden bewegt, was ihm wichtig ist und auch, wann ich mich zurückziehen sollte, um ihn stattdessen vier Monate später erst wieder zu kontaktieren.

Beim Buchschreiben packe ich in der Zeit, in der nichts aus mir herausfließt, Dinge oben hinein. Das heißt: Ich belese mich. Gern zu ganz anderen Themen als das, womit ich mich beschäftige. Ich schaffe so Kreuzverweise im Hirn. Erkenne, wie verschiedenste Themen zusammenhängen. Letztlich auch, damit solche Kapitel wie dieses hier entstehen können, die mit dem Laufen nur indirekt zu tun haben.

Auf das Thema »Laufen« bezogen, verhält sich der Kreislauf des Erfolgs meiner Meinung nach gern wie folgt:

Ich äußerte den Wunsch: »Ich möchte gern eine Stunde durchlaufen.« Den äußerte ich zuallererst mir gegenüber. Dann vielleicht der Familie oder Freunden und vielleicht sogar dem Universum gegenüber.

Und dann lief ich die Stunde aus dem Stand.

Das ging damals einfach so, ohne große Anstrengung. Ein fulminanter Start.

Im Irrglauben ist jetzt die, die glaubt, dass das immer so gut klappen wird.

Nix da! Jetzt kommt die Durststrecke.

Das zweite Mal schaffte ich es eben nicht. Ich brach nach 45 Minuten ab, und auch die nächsten Male kosteten mich derart viel Anstrengung, dass ich kurz geneigt war, wieder ganz mit dem Laufen aufzuhören. »Bringt ja nichts!« oder »Ich baue gar keine Kondition auf« oder »Dann bleibe ich eben bei der halben Stunde, ist mir doch egal«.

Ich glaube, dass der Körper nach diesen Anfangs-Überraschungserfolgen ruft: »Schau her, das steckt in dir!« Und dann fügt er etwas leiser hinzu: »Das ist aber nur ein kleiner Vorgeschmack. Glaub nicht, dass das immer so gut klappt. Um diesen Zustand dauerhaft zu erreichen, musst du hart arbeiten!«

Also säen.

Und wenn es allzu mühselig wird, dann holen Sie sich die Bestätigung auf einer anderen Ebene. Einer naheliegenden anderen Ebene.

Ich ging in dieser Phase in der Eifel wandern. Eine gute Zehn-Kilometer-Runde, die ich nur unternehme, wenn ich Zeit habe. Es ist eine anspruchsvolle Runde mit ordentlichen Steigungen. Und als ich oben war, merkte ich plötzlich, dass ich nicht aus der Puste war. Ich empfand die Strecke als nicht die Spur anstrengend, und die 1:10 Stunden fühlten sich wie eine knappe halbe Stunde an.

Und da merkte ich: *Ach, schau an, liebe Kondition, da bist du ja! Für dich mache ich das Ganze letztlich ja. Neben ganz vielen anderen Gründen. Und es klappt.*

Das Einzige, was Sie für diesen Blickwinkel brauchen, ist: Achtsamkeit. Und: Dankbarkeit.

Und mit diesem Schwung, da begeben Sie sich wieder auf die unvermeidliche Durststrecke, die vielleicht gar keine ist. Vielleicht ist diese Phase nämlich eine unausgesprochene Einladung zu: Jetzt nimm dir die Zeit und achte auf die Blumen!

Und irgendwann stellte ich mich wieder der Stunde, und schwups war sie da, wie das Umsatzziel, die Ticketverkaufszahlen und das fertige Buch!

14. Juni 2022 –
der Tag davor

»… Und du weißt doch, die Zahl vorn ist egal …«, erreicht mich die Sprachnachricht einer lieben Freundin, die mir für meinen morgigen Lauf das Allerbeste wünscht.
Sie meint damit die Vier, die ab morgen für hoffentlich zehn Jahre meine Begleiterin sein darf.
Ich finde auch, die Aussage passt ganz wunderbar zu meiner morgigen Laufzeit.
Die Zahl vorn ist egal.
Mein Ziel war immer nur, es zu schaffen. Bis vor ein paar Wochen wusste ich noch nicht einmal, was genau eine Pace ist. Es würde nicht zusammenpassen, wenn ich mir auf einmal meinen Lauf diktieren lassen würde.

An dem Tag habe ich noch viel zu tun. Berufliches. »Nach« Corona wollen plötzlich alle, wirklich alle ein Seminar oder ein Interview oder eine Lesung mit mir machen. Was hocherfreulich ist.
Aus diesem Grunde habe ich auch meine ursprünglich groß angelegte Geburtstagsparty schweren Herzens abgesagt. Ich habe im Moment schlicht keine Zeit, ein Fest für 200 Personen auszurichten, und ich möchte nicht, dass eine Party zur Belastung wird. Die Entscheidung fühlt sich ebenso traurig wie richtig an.
Ich gebe bis um 21 Uhr Seminare und spüre den ganzen Tag über eine latente, schöne Aufregung in Bezug auf den morgigen Tag.
Und auch Zweifel.
Warum mache ich den Spökes eigentlich? Ich könnte auch einfach absagen. Es ist kein offizieller Lauf. Es ist nur selbst gemachter Blödsinn. Wen interessiert denn, ob ich laufe oder nicht?

Die Seiten dieses Buches, an dem ich parallel schreibe, erinnern mich wieder daran, warum ich es will.

Ich esse über den Tag viele Kohlenhydrate in Form von Reis und Brot, gepaart mit Lachs und viel Gemüse. Der Liebste kommt am späten Abend dazu, und wir gehen brav früh schlafen.

Gute Nacht, ihr 30er.

Ihr wart gut zu mir.

Eigentlich immer.

Bis auf diesen einen Tag.

Den 15. Juni 2014. Vor genau acht Jahren.

Als mich ein paar Stunden später eine Diagnose erreichte, die die Frage, ob ich die 40er überhaupt erreichen darf, mit einem großen Fragezeichen versah.

15. Juni 2022 –
der Halbmarathon

Ich wache um 5 Uhr 30 auf.
Den Wecker hatte ich mir auf sechs Uhr gestellt.
Die Sonne strahlt von einem makellosen blauen Himmel, und die rechte Seite im Bett ist schon leer. Dafür wird meine Nase von einem köstlichen Kuchenduft geweckt. Zusammen mit frisch aufgebrühtem Kaffee.
»Ach, du bist ja wach?!«, strahlt mich der Liebste schon im Laufdress an.
»Du ja offensichtlich auch«, lächle ich zurück.
Ich trinke auf nüchternen Magen, wie immer, schon den ersten halben Liter Wasser. Es gibt eine Scheibe Toast mit Marmelade, dazu Kaffee. Trotz der Vorliebe, nüchtern zu laufen, entscheide ich mich bei 21,1 Kilometern für diesen kleinen Snack. Ich habe zwei Stunden Zeit, damit mein Körper diese Kleinigkeit in Super-Treibstoff verwandelt.
»Wie geht's dir?«, strahlt mich meine später mitlaufende Verpflegungsstation an.
Kurz überlege ich, ob es nicht sinnvoller ist, sich eine Ausrede einfallen zu lassen, warum dieser Lauf doch nicht stattfinden kann oder zumindest unter erschwerten Bedingungen stattfinden muss, aber ich entscheide mich für die ehrliche Antwort.
»Mega«, gebe ich wahrheitsgetreu zurück.
Denn: Es geht mir mega. Nichts tut mir weh, keine einzige Stelle schmerzt oder zwickt. Ich habe mehrere Tage der Regeneration hinter mir, mich gesund ernährt und meinen Kopf geradegerückt.
Schulterbruch? Pah! Das ist doch schon voll lange her, bestimmt

fünf Monate oder so ... Wen interessiert denn noch der Schulterbruch?
Allergie? Heute nicht!
Du bist in der Form, in der du sein wolltest, denke ich so bei mir, während meine Jungs mir in die Arme fallen.
»Herzlichen Glückwunsch, Mamaaaa!«, drücken mich mein fast 14-jähriger Großer und der noch kleinere Muckelmann.
Und wissen Sie, meine Damen, so habe ich schon mal ein Buch angefangen. Damals startete es mit genau solch einer Szene. In einem früheren Leben.
Damals, als ich noch nicht wusste, dass ich todkrank war, und das Recht, seine Kinder aufwachsen zu sehen, für gottgegeben hielt.
Ich darf meine Kinder schon so lange begleiten.
Jetzt haben sie Erinnerungen an mich.
Mitunter auch gute!
Und tatsächlich ist es mittlerweile sogar so, dass ich nicht mehr »nur« Mama bin, sondern das Alter meiner Söhne wieder das Sich-um-sich-selbst-Kümmern erlaubt.
Ich weiß, das sollte es immer.
Aber, Sie wissen, was ich meine.
Wenn die Kinder auch mal allein zum Sport und zum Spielen gehen können, sich ihr soziales Leben unabhängig von einem selbst gestaltet, ja, dann kommt die Zeit für einen selbst zurück.
All das geht mir an meinem Geburtstagsmorgen durch den Kopf, und ich merke, wie sich eine Freudenträne nach der anderen still ihren Weg sucht. Als mich dann die Frau umarmt, die immmmmmmmmer da ist und war, nämlich meine Mama, kommen die Tränchen ein bisschen schneller.
Ich bekomme unter anderem ein Finisher-Shirt geschenkt, das ich mir für nach dem Lauf aufhebe, eben für dann, wenn ich gefinished habe. Falls ich gefinished haben werde ...

Der Liebste ist bepackt, als wanderten wir zum Kilimandscharo. Und als blieben wir eine Woche da. Oder zwei. Er trägt einen Rucksack bei sich mit normalem Wasser, isotonischem Wasser und meinen Kopfhörern, die ich vorhabe, bei »meinem« Berg überzuziehen. Und: ohne Ende Taschentücher. Durch die Allergie läuft mir unentwegt die Nase. Mein lieb gewonnenes Ritual, vor dem Laufen eine Nasendusche zu machen – und ich schwöre Ihnen, es ist nicht halb so schlimm, wie es sich anhört –, nimmt mir zwar den Druck aus dem Kopf, verhindert aber nur bedingt die ewig laufende Nase.
Ich selbst trage einen, *den* Minilaufgürtel. In diesem stecken eine kleine Wasserflasche, die ich immer nachgefüllt bekomme, Taschentücher und mein Handy. Für die Musik später. Und um gegebenenfalls Hilfe zu rufen.

Was ich anziehe, weiß ich schon seit Wochen. Und dabei mache ich jetzt keinerlei Experimente. Sprich: Ich laufe in nichts Neuem. Meine kurzen Laufshorts, wir sollen heute über 30 Grad bekommen, mein Laufbustier (ich brauche ja keinen straffen Sport-BH) und mein Top liegen ebenso bereit wie das aus meiner Sicht wichtigste Accessoire: die richtigen Strümpfe, die für mich unentbehrlichen leichten Kompressionsstrümpfe bei diesen für mich hohen Kilometerzahlen.
In den letzten Wochen bin ich bewusst viel in neuen Schuhen gelaufen, aber heute entscheide ich mich für mein etwas älteres Paar: gut eingelaufen, nicht abgelaufen.

Es ist 7 Uhr 30, und es geht los.
Bei absolut idealen Bedingungen.
Auch wenn es heute hochsommerlich warm werden soll, ist es noch kühl. Vielleicht neun bis elf Grad. Die Luft ist wie aus dem Bilderbuch. Der blaue Himmel ebenso.
Die ersten Atemzüge fühlen sich an wie eine Droge, obwohl ich (bis auf Alkohol) noch nie welche konsumiert habe.

Wir gehen die ersten Meter bis zu meinem Startpunkt. Das machen wir immer so, weil die ersten Meter so steil sind, dass wir sie zum Warmgehen nutzen.
Heute sieht der Weg anders aus.
Er ist bunt.
Den Asphalt schmücken Nachrichten und Bilder aus Kreide. Hier ist ein Bild von meinem Patchworkmädchen: »DU SCHAFFST DAS!«, dort sind Wünsche von meinen Jungs: »Du bist so schnell wie Wasser!«, »Laufkwien 2022«, Liebesbotschaften und Glückwünsche!
Und an meinem Startpunkt steht das, was ich uns jedes Mal aufs Neue zurufe: »Und bitte!«
Tief gerührt laufe ich, laufen wir los.
Nach ungefähr 100 Metern weiß ich: Das schaffst du! Locker!
Meine Pulsuhr habe ich pünktlich gestartet, allerdings stelle ich das Display danach auf die Uhrzeit ein, sodass ich weder meine Pace noch die gelaufene Zeit im Blick habe.
Das muss ich auch nicht. Denn ich weiß: Auf mich wartet ein Weg. 2 Stunden und 30 Minuten werde ich mindestens unterwegs sein, da brauche ich erst mal nicht auf die Uhr zu schauen. Und statt der Pace entscheide ich mich bewusst fürs Gefühl.
Und für den Genuss.
Mein größtes Ziel für heute: Ich möchte den Lauf genießen!

Und was ab jetzt passiert, meine lieben Leserinnen, das glauben Sie mir vermutlich nicht.
Ich laufe mit einem so tiefen Glücksgefühl, so voller Selbstsicherheit, dass ich nahezu neben oder *über* mir laufe. Als sei ich schon fertig und zöge noch flott den Körper nach.
Die Zeit vergeht so unglaublich schnell, dass ich es kaum glauben kann, als mir der Mann an meiner Seite »Wir kehren hier um, wir haben fast die Hälfte geschafft« entgegenruft. (Er trägt übrigens ein Shirt, auf dem steht: »Laufen neben der Kwien, aber in echt« und am Oberarm »Mitläufer«.)

Die gesamte Distanz von 21,1 Kilometern bin ich noch nicht gelaufen. »Nur« 16 Kilometer betrug mein längster Lauf, darum müssen wir die Strecke hintenraus »künstlich« verlängern.
»Super. Ich kann immer noch locker reden«, strahle ich ihn, von mir selbst überrascht, an.
»Prima. Wir sind super in der Zeit!«, und damit meint er nicht, dass ich mir eine Zielpace vorgenommen habe, sondern dass er am Anfang darauf geachtet hat, dass ich nicht überpace.
Wie das schon klingt …! Dass bei mir mal jemand Angst haben würde, ich sei zu schnell …
Wir kehren um und laufen den Weg, den ich vor einem halben Jahr noch zutiefst verflucht habe, wieder zurück. Unsere Strecke gliedert sich in: kurze Asphaltstrecke, rüber in den Wald, durch einen kleinen Ort, durch den Kurpark, hinein in einen tiefen Wald und wieder zurück. Wobei wir auf dem Rückweg noch durch einen weiteren Ort laufen. Besser gesagt, heute müssen wir ihn zweimal durchlaufen, damit wir auf die 21 Kilometer kommen.
Vor diesen zwei Runden fürchte ich mich ein bisschen, weil ich den asphaltierten, eintönigen Weg fies finde. Und das schon in der einfachen Ausführung.
Aber da sind wir noch nicht.
Mein Kopf ist derart bei mir.
Ich bin bei mir.
Ich laufe sorgenfrei und ohne größere Anstrengung.
Mir tut nach den zehn Kilometern noch nichts weh. Ich trinke regelmäßig und nehme auch meine Umgebung, sprich die wundervolle Natur, ganz wahr.
Und während mein Blick in den Himmel schweift, denke ich plötzlich, wer von da oben wohl alles zuguckt. Und die Daumen drückt. Und vielleicht sogar Wolken wegschiebt.
Definitiv natürlich, Sie kennen sie, meine Oma!
Mein Opa wird etwas cooler danebensitzen und im tiefsten Kölsch sagen: »Loss dat Kind. Dat schafft sie janz alleine!«

Und meine Oma wird freundlich nicken, ihm recht geben und denken: »Sicher ist sicher.«

Mein lange verstorbener Onkel Elmar, der mit mir an diesem Tag Geburtstag hätte, hätte er nicht vor ungefähr 20 Jahren tot im Bett gelegen. Er wäre heute 74 geworden.

Meine Freundin Dau. Die knapp über vierzig war, als der Brustkrebs sie nach oben sandte. Ihr musste ich auf dem Sterbebett versprechen, dass ich alles mitnehme. Schau her, Dau, ich laufe!

Meine liebe Kim. Sie hatte dieselbe Tumorart wie ich, und es entschied sich zwischen Glück und Pech, ob die Chemo anschlug oder nicht. Sie durfte keine vierzig werden. Sie wäre vielleicht gern noch einmal Halbmarathon gelaufen.

Und das sind (leider) längst nicht alle, an die ich denke, während meine Beine wie von selbst laufen.

Es gibt nicht eine Sekunde, in der es mir nicht gut geht.

Keine Sekunde, in der ich ans Aufhören denke.

Ich laufe einfach immer weiter.

Kurz vor »meinem« Berg erbitte ich die Kopfhörer.

Es macht einen Unterschied, ob ich diese Anhöhe nach Kilometer sechs oder nach Kilometer 15 laufe. Und heute brauche ich für die knackige Steigung musikalische Unterstützung.

Ich mache mir kölsche Musik an: »Tommi«.

Ich laufe nicht hoch, ich fliege.

Natürlich ist es anstrengend, aber nicht killend.

Später wird der Liebste mir erzählen, dass ich laut mitgesungen habe.

Daran kann ich mich nicht mehr erinnern.

Oben klatschen wir uns ab, die Kopfhörer nehme ich wieder ab, nach dem Berg ist alles leichter.

Wir strahlen beide.

Freuen uns.

Sind dankbar.

Die darauffolgenden drei Kilometer gehen wie von allein.

Dann geht es hinaus aus dem Wald, über die Straße, hinein in

dieses fiese Ortsstück, was von Eintönigkeit, Asphalt, Sonne und einer latenten Steigung geprägt ist.
Während ich den Respekt in mir hochkriechen spüre, höre ich ein Klatschen und laute Rufe. Am Wegesrand steht mein Team: Managerin und Freundin Angie und Anna, die unser Dreiergespann komplett macht. Sie stehen an der Brücke, umrahmt von zwei riesengroßen Luftballons, eine 4 und eine 0. Ich LIEBE Luftballons! Die beiden brüllen sich die Seele aus dem Leib.
Für eine kurze Zeit bin ich mir nicht sicher, ob ich halluziniere. Aber sie sind es wirklich.
Und ich blöde Nuss fange sofort an zu heulen.
Und laufe weiter.
Ich glaube, ich habe irgendetwas zurückgerufen, aber mit Sicherheit kann ich das nicht sagen.
Ich weiß sofort, dass der Mann, der neben mir läuft, das organisiert hat.
Ich glaube, ich raune ein »Danke« und konzentriere mich dann wieder auf das fiese Stück.
Kurz bevor ich die ersten Schmerzen bei Kilometer 19 spüre, höre ich wieder Klatschen. Und Musik. Dieses Mal sind es meine Mama, die Chefin (Sie können im ersten Buch nachlesen, wer das ist) und meine Freundin Nicole (können Sie auch nachlesen). Sie haben mir den Weg bunt angemalt, »Happy Birthday«, diverse Wünsche stehen da, die ich aber, wenn ich ehrlich sein darf, nur wie in Trance wahrnehme. Was ich aber sehr bewusst wahrnehme, ist der Ausdruck in ihren Augen. Voller Liebe und Zuneigung und ohne Verwunderung, dass ich es bis hierhin geschafft habe.
Sie haben laute Musik dabei, beschallen die Straße, ach, was sag ich, die ganze Eifel! Vielleicht sind die Anwohner irritiert, aber darauf können wir heute keine Rücksicht nehmen.
Ich strahle ihnen entgegen. Und laufe weiter. Ich muss noch weiter.
Für ein paar Meter ist die jetzt präsente Erschöpfung vergessen.

Und bevor ich sie wieder merke, denke ich auf einmal: »Wer überholt mich denn da? Im Kostüm?«
Meine Freundin Lisa joggt im heißen Cheerleader-Kostüm leichtfüßig und zur Musik jubelnd an mir vorbei. Dazu singt sie aus vollem Herzen »Happy Birthday«.
Was bitte habe ich für Freunde?!
Wenn ich wieder sprechen kann, dann werde ich es ihnen sagen.
»Ich kann jetzt schon nicht mehr!«, ruft Lisa nach vielleicht 500 Metern.
Sie fährt im Auto hinter uns her: »Bis gleeeeich!«
Auf mich warten die letzten 1,5 Kilometer.
Nachher wird mir mein Begleiter sagen, dass das meine schnellste Pace gewesen ist.
Ich werde ihm antworten, dass ich mir das kaum vorstellen kann. Wir zwei sind für die letzten Meter allein. Ich habe mir noch einmal Musik angemacht. Stammleserinnen wissen, welches Lied: »Chiquitita« von ABBA.
Der Moment jetzt, der gehört mir und meinem Trainer.
Er zieht sich wie Kaugummi. Alles tut mir weh. Die Beine, der Rücken – und als er mir zuruft, »Noch einen Kilometer!«, wird es wach: das Teufelchen. Monatelang war es nicht präsent. Monatelang hatte stets das Engelchen die Oberhand. Jetzt ist es da, und es brüllt: »Ähm, sorry, seit wann sagt dir denn ein Mann, was du zu tun und zu lassen hast?! Wenn du willst, höre jetzt auf!«
Und ich denke tatsächlich kurz daran, einen Kilometer vorher zu stoppen.
»Es ist der Anfang vom Ende, wenn dir ein Typ Vorschriften macht. Hör aaaauf!«
Wie gut, dass das Teufelchen gegen den gut trainierten Kopf und die wirklich, für meine Verhältnisse, gut trainierten Beine keine Chance hat. Die laufen einfach weiter. Das Engelchen übernimmt den Rest mit: »Lass dir nichts einreden. Das hat nun wirklich nichts mit mangelnder Emanzipation zu tun!«

Und während sich die zwei den kurzen Schlagabtausch liefern, spüre ich, trotz der Schmerzen, dieses Glück.
Bitte? Ich bin 20 Kilometer gelaufen? Mir fehlt nur noch einer? Wie krass ist das denn?!
Ich bemerke plötzlich diese Leistung, die rein von innen heraus stattgefunden hat. Mit intrinsischer Motivation. Mit meiner eigenen Anleitung im Gepäck. Und mit dieser Anleitung habe ich es auch in der Hand. Ganz allein.
»Geschafft!«, höre ich wie unter Vollnarkose den Mann neben mir sagen.
Ich halte an.
Alles tut weh.
Und gleichzeitig bin ich so glücklich wie nie.
Lisa kommt im Auto neben uns zum Stehen, steigt aus und fällt mir um den Hals.
Ich weiß das allerdings nur aufgrund von Fotos. Erinnerungen habe ich daran keine mehr.
Der Liebste ist hin und weg. Und nebenbei bemerkt immer noch fit. Blödmann!
Wir gehen die paar übrigen Meter langsam zurück zum Hof, und in der Kurve höre ich lautstark »We are the Champions«, abgespielt von meinen Lieben.
Konfettiregen und rote Rosenblätter säumen meinen Weg, ich muss natürlich – na, raten Sie, genau – weinen.
Aber nicht nur ich!
Dass Laufen ein so hoch emotionales Thema sein kann …
Auf meinem Hof erwartet mich ein kleines Beisammensein mit Frühstück. Dazu gibt es Champagner. Falls Sie das noch nicht wussten, er ist ein großartiges Regenerationsgetränk. Zur Sicherheit reichere ich ihn ein bisschen mit Magnesium an.
Nach wenigen Minuten spüre ich, dass es für meinen Körper zwar anstrengend, aber nicht *zu* anstrengend war. Ich bin zwar kaputt, aber nicht erschöpft. Im Gegenteil. In mir macht sich eine Art Rausch breit, den ich noch nie erlebt habe. Den ganzen

Tag über hält sich das Glücksgefühl, und der Liebste und ich tauschen uns über Streckenabschnitte, Kilometer und Gefühlsebenen aus. Es ist nicht von der Hand zu weisen, dass wir unsere Umgebung damit ein bisschen nerven.
Aber ich habe ja Geburtstag, da darf man auch mal nerven.
Die Reaktionen der Menschen um mich herum, insbesondere die meiner Mama und meiner Kinder, trifft mich mitten ins Herz.
Die Jungs kommen an diesem Tag erst später aus der Schule, und ihre erste Frage ist: »Mama, hast du es geschafft?«
»Na klar!«, und beide fallen mir um den Hals und drücken mich feste.
Ich glaube, bei meiner Mutter kommen andere Bilder hoch. Bilder, die sie daran erinnern, was wir hinter uns haben und dass es Momente im Leben gab, in denen ich keine 100 Meter allein geschafft habe.
Heute waren es 21 100 (in 2 Stunden und 31 Minuten bei einer Pace von 7:08 Minuten).

Meine Erkenntnisse des Tages:
Weiß ich noch nicht. Muss ich drüber nachdenken.

Der Tag danach

Langsam und vorsichtig öffne ich die Augen.
Ich bin bereit für den schlimmsten Muskelkater jemals.
Auch wenn ich am gestrigen Tag weder viel gefeiert noch Alkohol getrunken habe. Stattdessen habe ich darauf geachtet, genügend zu trinken und gut zu essen.
Der Schlaf, das kann ich schon sagen, war so übermattend und tief, wie ich ihn noch nie erlebt habe. Gegen 22 Uhr 30 fiel ich in einen traumlosen, regenerativen und dank des Feiertags in NRW auch langen Schlaf.
Dennoch bin ich mir sicher, dass mir mein Körper spätestens jetzt meine 30 Jahre Unsportlichkeit quittiert.
Ich merke die Schulter.
Aber die merke ich jeden Morgen seit dem Bruch. Und heute nicht stärker als gestern.
Ich setze die Füße so behutsam auf den Boden, als hätte ich Angst, durch das Auftreten jemanden zu wecken. Oder aufgrund meines zu erwartenden schmerzhaften Stöhnens.
Aber entgegen meiner Erwartung schmerzt – nichts.
Gar nichts.
Im Gegenteil.
Ich gehe wie ferngesteuert zu meinen Sportsachen, als ich hinter mir eine tiefe, frisch wach gewordene Männerstimme höre: »Was hast du vor?«
»Ich dachte, wir gehen laufen«, und als ich es ausspreche, merke ich, dass ich das wirklich vorhatte.
Der Automatismus ist drin, die Gewohnheit so in mir verankert.
»Bestimmt nicht«, lächelt mich mein Trainer an.
»Ach nee, Quatsch. Dann mache ich halt Kaffee.«

Irgendetwas muss ich tun, denn ich bin fit wie nie.
Körperlich. Im Kopf. Alles läuft auf Hochtouren.
Sollten Sie, liebe Leserinnen, schon mehr Erfahrungen mit sportlichen Höchstleistungen haben, so kennen Sie diesen Zustand sicherlich. Mir war diese Art von Höhenflug völlig neu.
Magnesium und Calcium, die ich gestern Abend vor dem Zubettgehen noch eingenommen habe, haben offensichtlich den Muskelkater verhindert.
Aber vielleicht war es nicht nur das.
Sollte ich so fit sein, dass ich so etwas wirklich machen kann?
Sollte ich mich selbst transformiert haben: von der ehemaligen Bewegungsverachterin zur aktiven, fitten Frau?
Aber das wäre ja großartig!
Und das Großartigste daran ist, dass es nicht von außen kommt. Nur von innen. Denn das gibt Sicherheit und Vertrauen in die eigenen Fähigkeiten.
Und wissen Sie, was ich so rührend finde? Man kann sich Dinge allein groß machen. Es war kein offizieller Lauf. Es war nur *mein* Lauf. Wir haben uns den Tag selbst groß gemacht.
Lassen Sie uns das doch öfter tun. Ohne dass wir auf besondere Gelegenheiten warten, machen wir sie uns einfach selbst.
Ich bin motiviert und stark wie nie, und das am Tag eins nach 21,1 Kilometern.

»Ich dachte, du wolltest Kaffee machen?«, werde ich, am Laptop sitzend, gefragt.
»Mach ich gleich. Ich muss nur noch auf Absenden drücken«, antworte ich ihm, während ich die Anmeldung zum Kölner Halbmarathon abschicke.

Ach so ...

Selbstannahme ist ein Prozess.
Die für mich schwierigste Phase innerhalb dieses Prozesses war mit Sicherheit die Zeit des Erwachsenwerdens. Die Mischung aus Sich-Vergleichen und Selbstzweifeln führte zu einem ständigen Nörgeln an mir, meiner Figur, meinem ganzen Erscheinungsbild: der Busen zu groß, ich zu lang, die Hüfte zu breit, die Beine zu dick. Besonders Hüfte und Beine versuchte ich regelmäßig zu »bearbeiten«: Gewichtsabnahme (und anschließend wieder -zunahme), BBP-Sondersessions, Pillen, die angeblich nur hier das Fett schwinden ließen ...
Mittlerweile habe ich all das akzeptiert, angenommen und sogar hie und da lieben gelernt.

Beim Wandern, nicht beim Joggen, schießt mir plötzlich ein Gedanke in den Kopf, den ich gern mit Ihnen teilen möchte:
Was, wenn meine Beine zu einem bestimmten Zweck so kräftig gebaut wurden? Vielleicht sind sie zum Laufen, Walken, Wandern und Gehen gemacht? Vielleicht ist es meine mir zugewiesene Sportart? Diese Beine haben mich schon durch so manche Krise getragen, und viele Erkenntnisse und Lösungsansätze kamen mir beim Laufen. Möglicherweise sind sie keine Problemzone, sondern die Lösung!
Wenn dem so ist, meine Damen, dann kann ich Ihnen nur raten: Nutzen auch Sie die Gelegenheit und schauen sich, falls vorhanden, noch mal genau den Bereich Ihres Körpers an, mit dem Sie nicht ganz im Reinen sind. Vielleicht stellen Sie fest: »Ähm, ja, ich habe einen dicken Bauch« – ja, möglicherweise entscheiden Sie besonders viel aus diesem heraus.

Ich wage zu bezweifeln, dass dieser Ansatz einer wissenschaftlichen Überprüfung standhält, aber vielleicht ist es *ein* Puzzlestück, das uns dabei helfen kann, uns besser anzunehmen.
Mir hat diese Sichtweise auf jeden Fall geholfen.
Aus sportlicher Sicht sind die Beine ein Teil des Körpers, auf den ich im Moment am wenigsten verzichten kann. Selbst meine Mastektomie haben sie er*tragen* und auch den Schulterbruch. Ganz sicher sind sie deswegen so stabil gebaut!

Runner's High

Erinnern Sie sich an das Kapitel über den »Flow« im Glücksbuch?

Dieser Glückszustand, der erreicht wird, wenn man so vertieft in eine Sache ist, dass sie einem fast wie von selbst von der Hand geht. Der Zustand, der gern auch mit »Der Welt entrückt sein« beschrieben wird.

Läufer und Läuferinnen kennen diesen Zustand und nennen ihn das »Runner's High«. Nicht alle erreichen ihn, das muss man an dieser Stelle gleich dazusagen.

Die Wissenschaft ist ihm schon lange auf der Spur, denn viele LäuferInnen berichten von Gefühlen, die darauf schließen lassen, dass im Körper Dinge passieren, die wir als »Rausch« bezeichnen, wenn Drogen konsumiert werden.

»Joggen schüttet Glückshormone aus«, ist die gängige Bezeichnung für dieses Phänomen. Die Forschung kann dies sogar im Blut nachweisen, allerdings nicht im Hirn. Die Blut-Hirn-Schranke scheint dem Glücksrausch standzuhalten. Und dennoch werden diese rauschähnlichen Zustände von LäuferInnen immer wieder geschildert.

Endgültig geklärt ist das Phänomen also noch nicht, man geht jedoch davon aus, dass der Körper in der Lage ist, Stoffe zu produzieren, die Morphium sehr ähnlich sind. Und die führen dann dazu, dass Menschen nach einem Lauf berauscht, aber auch angst- und schmerzfrei sind.

Da die Hormonausschüttung bei Menschen ein individueller Prozess ist, lässt sich nicht vorhersagen, wer wann in diesen tranceähnlichen Zustand gelangt – und vor allem nicht, wie.

Ich habe Ihnen in diesem Buch an zwei Stellen davon berichtet, in welche Stimmung mich das Laufen getragen hat. Einmal bin ich fast eingeschlafen, und nach dem Halbmarathon fühlte ich mich tagelang wie berauscht. Beide Male erwischte mich dieser Zustand mehr oder weniger spontan. Sprich: Ich habe ihn nicht provoziert, geschweige denn mir morgens vorgenommen: »So, heute laufe ich mal in das Runner's High!«
Es kam von selbst.
Beim Halbmarathon musste ich dafür über eine kleine Schmerzebene laufen. Ob das aber die Voraussetzung für das Hochgefühl danach war, weiß ich nicht.
Was die Forschung wohl sagen kann, ist, dass man das Runner's High beim Joggen, aber leider nicht beim Walken erreicht und dass man dafür eine ganze Zeit lang gelaufen sein muss: mindestens 45 Minuten.
Für mich war es beide Male ein Erlebnis der besonderen Art, weil ich diesen Zustand mein Leben lang für Blabla gehalten und schlicht nicht daran geglaubt habe. Und erst recht nicht daran, dass ich ihn je erreichen würde.
Aber es ist passiert, und es war wundervoll!
Das Runner's High ist nicht mein Hauptgrund zu laufen, aber ich finde es wahnsinnig interessant, wozu der Körper aus eigener Kraft fähig ist.

Unabhängig vom Runner's High, möchte ich folgende Punkte festhalten, die für mich zu einem guten Lauf dazugehören.
- Ich bin schnell reingekommen.
- Ich habe eine gleichmäßige Atmung.
- Ich nehme meine Umgebung positiv (!) wahr.
- Ich möchte niemanden umbringen.
- Ich höre auf, weil ich daheim bin,
- und nicht, weil ich kaputt bin.

Und um das zu erreichen, helfen mir folgende Punkte:

Das Einlaufen

Ich habe gelernt, mir selbst Zeit zu geben, um in meinen Rhythmus zu finden. Man sagt, es dauert 15 Minuten, bis die Muskulatur warm ist. Es entspricht der Zeit, die ich brauche, um in meinen Rhythmus zu kommen.

Langsam!

Um bis zum Schluss gut durchzuhalten, ist ein langsamer Einstieg für mich wichtig. Viele LäuferInnen machen es genau andersherum. Die pesen sofort los, frei nach dem Motto: Noch bin ich fit! Bei mir funktioniert diese Technik vielleicht auch deswegen nicht, weil ich ohne Zielzeit laufe. Ich muss also nicht besonders schnell irgendwo ankommen.

Die beste Zeit

Am besten bin ich oft erst nach einer Stunde des Laufens. Zwischen Minute 45 und 70. Um das herauszufinden, musste ich allerdings erst mal überhaupt bis dahin kommen.

Der Rhythmus

Wenn ich ohne Kopfhörer laufe und bemerke, dass meine Schritte einen Rhythmus bilden – das beflügelt mich ungemein. Ganz wunderbar hört man diesen Rhythmus in raschelndem Laub.

Wie ich mit mir selbst rede

Aber das Allerallerwichtigste ist für mich meine Selbstansprache während des Laufens. Und die darf keineswegs immer *zu* freundlich sein. Es kämpfen immer noch zwei Parteien in mir, und in einer schwachen Sekunde kann es mir passieren, dass ich denke: »Mein Gott, bist du heute gut drin! Eine Stunde hast du bequem geschafft ...« – und sofort wird das Teufelchen wach und flüstert: »Toll, aber dann kannst du doch jetzt aufhören!«
Ich weiß bis heute nicht, woher diese Stimme kommt, warum das Teufelchen nicht schon längst platt gelaufen ist. Was ich weiß, ist, dass diese inneren Dialoge für mich bis heute die größte Herausforderung darstellen. Wenn ich das Teufelchen nicht durch das Engelchen zum Schweigen bringen kann, hilft mir in diesem späten Stadium des Laufs: Musik auf die Ohren!

Das erste Mal danach

»Ach, wie sehr wünsche ich mir noch mal das Verliebtsein von früher zurück! Als die Schmetterlinge noch da waren …«, ist ein Satz, den wir vermutlich alle schon mal gesagt (gedacht), gefühlt oder zumindest gehört haben. Wir wünschen uns in unserer Partnerschaft die Intensität der Gefühle von früher zurück. Wir verfluchen in diesem Zusammenhang die Macht der Gewohnheit und wünschen uns das Erste-Mal-Gefühl zurück.
Mein Tipp: Gehen Sie laufen.
Hier fühlen Sie die Intensität jedes, jedes und jedes Mal.

Drei Tage nach meinem Halbmarathon schnüre ich mir wieder die Schuhe.
Wobei ich sie mir auch schon gestern geschnürt habe, aber nur für eine kurze Walkingrunde. Danach habe ich mich ausführlich gedehnt und mich um die Schulter gekümmert, der der Lauf unterm Strich aber zumindest nicht geschadet hat.
Heute möchte ich wieder laufen.
Ohne Tracking, ohne Uhr, ohne Pulsmesser. Nur für mich und mein Bauchgefühl.
Es ist neun Uhr, aber wir haben bereits locker 23 Grad, und es ist, eine Ausnahme für die Eifel, schwül. Was für ein Glück, dass das nicht meine Rahmenbedingungen vor drei Tagen waren.
Bei meinem ersten Lauf danach rechne ich stillschweigend damit, eine gewisse Stufe genommen zu haben. Die Halbmarathon-Stufe. Die »Du bist jetzt auf einem anderen Level«-Stufe. Es gibt diese Stufe, dieses Level, diesen Bereich, nennen Sie es, wie Sie wollen, für mich nicht.
Die ersten Meter bergauf sind so anstrengend wie eh und je.

Es ist das Frisch-Verliebtsein für LäuferInnen.
Und das geht offensichtlich niemals weg.
Also muss ich es in meinem Kopf anders einsortieren: »Nimm es als die ewig weiter flatternden Schmetterlinge und sei dankbar, dass du so viel fühlen kannst!«
Ach, und was ich nicht alles fühle: mangelnde, schwüle Luft, schwere Beine und den Wunsch, aufzuhören. Letzteres tue ich dann auch. Aber erst nach 45 Minuten. Kilometerzahl und Pace habe ich heute aufgrund der fehlenden Uhr nicht gemessen.

Erkenntnis des Tages:

Es ist und es bleibt anstrengend.

Die Moral von der Geschicht'

Ich bin ihn gelaufen. Den Halbmarathon. Ganz für mich allein.
Ich habe es geschafft, und es fühlte sich soooo gut an.
Aber wissen Sie, was sich noch besser anfühlt: Nach dem erreichten Ziel nicht aufzuhören.
Das Laufen ist nach all den Jahren einfach in mir. Das heißt leider nicht, dass es leichter wird. Vielleicht wird es ab vierzig sogar noch schwerer. Wer weiß.

Die ersten Wochen nach meinem Marathonlauf verbanne ich meine Pulsuhr. Erst als ich den nächsten Halbmarathon vor mir sehe, lege ich sie wieder an.
Für mich ist das mein Weg: Mal die Zügel straffer, mal lockerer. Mal bin ich streng zu mir, mal sehr gelassen mit mir.
Dafür braucht es keinen Trainingsplan, nur ein gutes Bauch- und Körpergefühl.
Das ist meine Erkenntnis aus meinem Lauf.
Ich kannte sie schon aus dem Leben.
Es ist, wie so oft, eine Analogie.

Laufen ist vieles: schön, schmerzhaft, philosophisch, anstrengend, beflügelnd, müßig, nützlich, entspannend, kreativ, brutal und wundervoll.
Wo bitte haben Sie das sonst?
Wo finden Sie so viele Gefühle auf einem Haufen?
Dazu ist es noch gesund und nahezu gratis.
Vielleicht haben Sie auch schon die Erfahrung gemacht.
Vielleicht konnten Sie nur nicht dranbleiben.
Und vielleicht haben Sie sich auch gefragt: Warum?

Ich hätte hier noch einen – den Stammleserinnen bereits bekannten – Lösungsansatz:
Laufen kann schmerzhaft sein. Körperlich. Sie bekommen Muskelkater, schwer Luft, Seitenstechen, und die Lunge brennt. Sie wollen natürlich keine Schmerzen haben. Sie tun alles, um Schmerzen zu vermeiden. Dieses Verhalten ist gesund. Alles andere wäre fragwürdig. Ihr Körper hat genau dafür ein Schmerzgedächtnis angelegt: Was zweimal wehtut, machen wir das dritte Mal nicht.
In der Medizin weiß man darum, wie wichtig es ist, das Schmerzgedächtnis im Heilungsprozess auszuschalten. Als ich nach dem Bruch wieder anfing, die Schulter zu mobilisieren, war das schmerzhaft. So schmerzhaft, dass ich den Arm nicht mehr heben wollte. Darum nimmt man in solchen Fällen etwas gegen die Schmerzen, damit die Mobilisation gut und kontinuierlich verlaufen kann. Denn würden wir aufgrund von Schmerzen die Mobilisation einstellen, würden in absehbarer Zeit weitere Schmerzen folgen, beispielsweise durch Schonhaltung.
Auch beim Laufen gilt es, unseren Körper ein Stück weit zu überlisten: Er muss verstehen, dass die Schmerzen nicht lebensbedrohlich sind und der einzige Weg aus ihnen heraus das Weitermachen ist. Nur ohne Schmerzmedikamente.
Stellen wir aufgrund von Schmerzen unsere regelmäßige und aktive Bewegung ein, können auch hier andere Probleme auftreten wie Rückenschmerzen, Herz-Kreislauf-Erkrankungen, Bluthochdruck, Übergewicht und Diabetes, Arthrose und Osteoporose, und Bewegungsmangel geht nicht zuletzt auch auf die Psyche.
Wir müssen also lernen, dass, nur weil gestern etwas mühsam oder aua war, es heute nicht genau so sein muss. Die schlechte Erfahrung loslassen und neue, gute Erfahrungen aufnehmen, sie davor erst einmal lernen wahrzunehmen.
Und *dass* diese Erfahrung »gut« wird, haben Sie ab jetzt durch viele Perspektivwechsel selbst in der Hand.

Liebe Stammleserinnern, Sie erkennen es, nicht wahr?

In der Resilienz war es: Mit dem Buckel von gestern und den Sorgen von morgen ist das Heute nicht genießbar.

Im Glücksbuch fanden wir heraus: Lassen Sie nicht zu, dass das schlechte Gestern ein gutes Heute einfärbt.

Und selbst in der Kommunikation nutzen wir den Reset-Knopf, der dafür sorgt, dass wir mit dem besten Menschenbild in ein schwieriges Gespräch gehen.

Und so funktioniert es auch beim Laufen: Weil es Ihnen gestern vielleicht schwerfiel, heißt das nicht, dass das heute auch der Fall sein wird.

Gehen Sie vom Besten aus: Sie haben zwei gesunde Beine, Sie können das!

Weil wir es können ...

Ich fürchte, oder besser, ich weiß, dass ich mit diesem Buch nicht alle Menschen anspreche. Und damit meine ich nicht die, die sich freiwillig von der Bewegung abgewendet haben, sondern die, die es mussten.
Wie oft bin ich schon Menschen begegnet, die sich nicht mehr auf ihren Beinen fortbewegen können. Oder es vielleicht nie konnten.
Eins Morgens sehe ich eine Frau in meinem Alter. Aus der Ferne würde ich sagen, dass sie eine schwere Erkrankung der Muskulatur hat. Sie hat einen Rollstuhl dabei, geht aber, gestützt von zwei Freundinnen, ein paar Meter selbstständig. Sie würde garantiert gern laufen.
Ich denke an Michelle zurück, die ich für meine TV-Sendung (»Weil Du ein Wunder bist«) besuchen durfte. Sie ist um einiges jünger als ich, hat auch zwei Kinder und leidet an einer besonders schweren Form von Multipler Sklerose. Von ihr weiß ich, dass es ihr größter Wunsch ist, wieder laufen zu können.
Darum:
Laufen sollte für uns, die es können und wollen, nicht als Last empfunden werden oder als notwendiges Übel, um ein paar Kilos abzunehmen.
Sondern als Geschenk des Himmels.
Lassen Sie es uns in Demut nutzen und dabei an all die denken, die es nicht können.

So, liebe Ladys, und damit übergebe ich Ihnen alles, was es aus meiner Sicht braucht, um zu starten.

Nach Schlagfertigkeit, Resilienz, Glück und Kommunikation gehen wir auch noch zusammen laufen.
Ach, kommen Sie, das ist schon cool!

Ich wünsche Ihnen viel Spaß und Erfolg bei den ersten und nächsten Schritten!

Vielen Dank fürs Lesen, und jetzt:
Auf die Plätze, fertig, los!
Ihre Nicole

Danke

Meine Dankesworte sind von einer wirklich sehr wiederholenden Langeweile geprägt, weil es immer dieselben Menschen sind. Um es kurz zu machen: Familie, Freunde, Freundinnen, Ärzte und Ärztinnen, Pfleger und Pflegerinnen, Verlag und Buchhandel.
Dieses Nachwort möchte ich mal ganz speziell an Sie richten, liebe Leserinnen. Ja, wieder ist es ein Buch, das sich an die Damen richtet, und ich weiß, liebe Herren, Sie finden das doof. Fühlen Sie sich doch gern einfach mit angesprochen, ich möchte Sie ja gar nicht ausschließen.
Mein Herz schlägt aber für die Ladys. Und daran wird sich auch nichts ändern.
Seit über acht Jahren schreibe ich jetzt Bücher, und ganz viele von Ihnen begleiten mich auf diesem Weg seit Tag eins.
Sie haben alles live mitbekommen. Die Diagnose, vielleicht sogar die Zeit davor, das Auf und Ab der Erkrankung, die Tränen, die Freude, das Zusammenbrechen einer Liebe, das Finden einer neuen, Corona, Akademe-Gründung, viele OPs und jetzt das Laufen.
Die Themen, die wir zusammen behandeln, sind intim. Das ist ja kein oberflächliches Gemurmel.
Für diese Themen braucht es Vertrauen.
Und zwar beidseitig.
Ich brauche Vertrauen in Sie, dass Sie mich überhaupt lesen, und Sie in mich, dass ich keinen Blödsinn schreibe und Ihnen Dinge berichte, die nicht stimmen.
Sie und ich, wir haben eine besondere Verbindung.
Vielleicht haben wir uns auch schon auf einer Veranstaltung kennengelernt.

Sie schreiben mir zu hunderttausendfach, Sie erzählen mir Dinge, die Sie einer anderen Autorin vielleicht nicht erzählen würden. Sie fragen mich um Rat, obwohl ich nie müde werde zu erwähnen, dass ich keinen gebe.
Und deswegen, liebe Damen, geht dieses Dankeswort an Sie!
Sie sind mein täglicher Beweis, dass Frauenloyalität nichts ist, was ich mir einbilde. Wir haben das. Und ich danke Ihnen, dass ich Sie jetzt schon so lange unterhalten, begleiten und vielleicht auch inspirieren darf.

Auf hoffentlich bald,
Ihre Nicole

PS: Wir planen zu diesem Buch eine Lesetour, schauen Sie gern auf meine Homepage, vielleicht bin ich auch in Ihrer Nähe!

PPS: Kurz vor Druck darf ich Ihnen noch berichten, dass ich auch den Halbmarathon in Köln mitgelaufen bin. Es war eine andere, viiiiiel anstrengendere Angelegenheit als in meiner geliebten Eifel. Aber: Ich bin am Dom ins Ziel gelaufen, während meine Liebsten mir zugejubelt haben. Für den nächsten Halbmarathon (in Wien) habe ich mich schon angemeldet ... to be continued ...

Quellen

Die Welt: https://www.welt.de/sport/article163731962/So-eskalierte-der-erste-Marathon-einer-Frau-vor-50-Jahren.html

Zeit Online: https://www.zeit.de/zeit-wissen/2013/02/Psychologie-Gewohnheiten/seite-4?utm_referrer=https%3A%2F%2Fwww.google.com

Deutsche Krebsgesellschaft: https://www.krebsgesellschaft.de/onko-internetportal/basis-informationen-krebs/basis-informationen-krebs-allgemeine-informationen/sport-bei-krebs-so-wichtig-wie-.html

Assmann Stiftung: https://www.assmann-stiftung.de/mit-ausdauersport-demenz-vorbeugen-346/

Bild der Wissenschaft: https://www.wissenschaft.de/erde-umwelt/gedankenloses-futtern/

Wikipedia: https://de.wikipedia.org/wiki/Liste_der_Deutschen_Meister_im_Straßenlauf#Deutsche_Meisterschaftsrekorde_Halbmarathon

NICOLE STAUDINGER

Ich nehm' schon zu, wenn andere essen

Wie ich trotz 7 Millionen Ausreden 30 Kilo verlor

»Leider habe ich keine Unverträglichkeiten. Und ich mag alles, Süßes wie Herzhaftes. Am liebsten im Wechsel. Warum es diesmal trotzdem klappte? Weil ich mir keine unrealistischen Ziele mehr setzte.«

Wohl kaum eine Frau hat es noch nicht getan: Diät gehalten. Wir alle kennen das lästige Auf und Ab der Pfunde, die kurze Freude über purzelnde Kilos, bevor der Jo-Jo-Effekt sie schließlich wiederbringt.
Auch Nicole Staudinger hat seit ihrer Teenagerzeit kaum einen Abnehmtrend unversucht gelassen – ohne Erfolg. Erst als sie sich vom Diäthalten verabschiedete und sich dem Thema Ernährung mit Humor und Schlagfertigkeit näherte, verschwanden die Pfunde. Dauerhaft.
Die unterhaltsame und aufschlussreiche Abnehmgeschichte von einer, die es geschafft hat.

»Man kann richtig was lernen von der Schlagfertigkeitsqueen!
Sie ist auf der richtigen Seite, und das tut gut.«
Susanne Fröhlich

»Lustig, lebensnah und wahr.«
Süddeutsche Zeitung

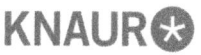

NICOLE STAUDINGER

Von jetzt auf Glück

**Wiederfinden,
was so nah liegt**

»Kann man sich Glück selbst machen
oder muss man warten, bis es vorbeikommt?«

Das Leben ist zu kurz für ein langes Gesicht!
Gar nicht so einfach, die Sache mit dem Glück. Wir alle wollen glücklich sein, haben aber keinen Plan, wie wir das anstellen sollen. Nur eins ist klar: Von selbst passiert da nix. Höchste Zeit also, die Sache in die Hand zu nehmen!

Ein so lustiger wie berührender Wegweiser zu neuen Sichtweisen, unverhofften Glücksmomenten und einem wiederentdeckten Sinn für die schönsten Seiten des Lebens.

»Ein erfrischender, unterhaltsamer Wegweiser
zu mehr Zufriedenheit«
Für Sie

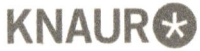

NICOLE STAUDINGER

Männer sind auch nur Menschen

**Warum es hilft,
sie hin und wieder daran zu erinnern**

»Loyalität unter uns Ladys ist der beste Weg,
Männern charmant die Stirn zu bieten!«

Als Frauen wird unsere Schlagfertigkeit regelmäßig auf die Probe gestellt. Besonders dann, wenn Männer uns mal wieder die Welt erklären wollen. Und wir? Lassen sie damit zu oft durchkommen. Dabei sind es nicht selten Ladys, die den Laden zusammenhalten. Höchste Zeit also, dass wir den Erklärbären dieser Welt das Tanzen beibringen!

Ob im Beruf, der Familie, dem Privatleben oder im Alltag: Nicole Staudinger zeigt, wie frau sich schlagfertig behauptet, ohne die Nerven oder die gute Laune zu verlieren.

Ein Muss für alle Schlagfertigkeitsqueens!

»Eine Frau, die sich traut.«
Bettina Böttinger

»Sie ist auf der richtigen Seite, und das tut gut.«
Susanne Fröhlich

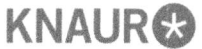